人工智能前沿理论与实践应用丛书

U0337118

临床诊疗人工智能
可解释、可通用的临床决策支持系统

朱一帆　陆　菲　主编

宋亚林　曹艳萍　郑绚午　副主编

电子工业出版社·

Publishing House of Electronics Industry

北京·BEIJING

内 容 简 介

医疗人工智能的发展势不可当，临床决策支持系统（Clinical Decision Support System，CDSS）是其中一个重要内容。

在医学领域，临床决策更多地被称为临床思维，是医护人员对患者临床信息（症状、体征和异常检查结果）的分析、综合和判断的逻辑思维过程。

建设可解释的 CDSS 的前提是明确临床决策发生在哪里，做了什么决策，做出决策的逻辑模式是什么，应用了哪些知识内容，可解释性在哪里等。建设可通用的 CDSS 的前提在于发现临床各科室决策的统一逻辑模式。本书从临床思维的角度回答了这些问题，不涉及图像处理等其他形式的 CDSS。

本书旨在尝试构建一个可解释、可通用的 CDSS 系统化理论，希望通过本书与医疗工程研发人员、临床决策算法研究人员共同研究和探讨，以达到共同进步、促进学科发展的目的。

图书在版编目（CIP）数据

临床诊疗人工智能：可解释、可通用的临床决策支持系统 / 朱一帆，陆菲主编. —北京：电子工业出版社，2024.5
（人工智能前沿理论与实践应用丛书）
ISBN 978-7-121-47826-0

Ⅰ. ①临⋯ Ⅱ. ①朱⋯ ②陆⋯ Ⅲ. ①人工智能－临床应用 Ⅳ. ①R4-39

中国国家版本馆 CIP 数据核字（2024）第 092320 号

责任编辑：徐蔷薇   文字编辑：张御
印   刷：三河市鑫金马印装有限公司
装   订：三河市鑫金马印装有限公司
出版发行：电子工业出版社
        北京市海淀区万寿路 173 信箱   邮编：100036
开   本：720×1 000 1/16 印张：8.75 字数：140 千字
版   次：2024 年 5 月第 1 版
印   次：2024 年 5 月第 1 次印刷
定   价：78.00 元

凡所购买电子工业出版社图书有缺损问题，请向购买书店调换。若书店售缺，请与本社发行部联系，联系及邮购电话：(010) 88254888，88258888。
质量投诉请发邮件至 zlts@phei.com.cn，盗版侵权举报请发邮件至 dbqq@phei.com.cn。
本书咨询联系方式：xuqw@phei.com.cn。

编委会名单

主　编：朱一帆　陆　菲

副主编：宋亚林　曹艳萍　郑绚午

编　委（按姓氏汉语拼音排序）：

白晨希　陈　卓　高　陇　李　骏　刘　伟

王　啸　王心刚　余华国　张成文

序

临床决策支持系统（Clinical Decision Support System，CDSS）被称为医院信息系统"皇冠上的明珠"，过去 10 年其在医疗机构的应用进展迅速。但是业界专家指出，CDSS 数据驱动型模型的可解释性仍有待提升。

自 2022 年年底 ChatGPT 引爆人工智能新浪潮以来，通用大模型在医疗领域的应用探讨持续升温。生成式人工智能在医学领域一方面展示出巨大价值和无限潜力，另一方面必须直面"黑盒"、负责任等重大挑战。

本书的立题犹如一道闪电划破夜空，及时剖析了"可解释、可通用的临床决策支持系统"这一不容回避的学术议题。在先睹为快、通读全书后，有几点重要获益。

一、及时性

全书不仅紧跟医学人工智能发展大势——"实现智能的关键是用因果推理取代相关性推理"，紧扣临床思维的主线，深入浅出，重点聚焦医疗人工智能、CDSS 发展进程中不容回避的核心挑战——可解释性，还主张"CDSS 的可解释性应该建立在诊断学和逻辑型临床思维的基础之上"。这一学术主张的提出，非常及时。

二、创新性

正是从"医学人工智能的可解释性应该符合逻辑型临床思维"这一根本逻辑出发，本书编者提出一种理想的"结构化临床数据库"，并将其划分为"人体结构数据"和"人体功能数据"。

这一划分方式十分新颖和大胆。从医院信息化工作实践的角度出发，如何在数据采集过程中，将相关数据按照这一划分思路进行收集、存储、加工，值得探讨。

三、科普性

医学人工智能、CDSS 是医学和工程学知识密集交叉领域。对于从事临床信息化的计算机专业背景工程师而言，最大的挑战就是理解临床思维。

本书从临床工作者的角度，通过翔实的临床诊疗案例，深入浅出地阐释了什么是逻辑型临床思维。对于医疗信息化工程师而言，本书具有既专业又通俗的科普价值。

四、启发性

本书编者提出，"临床推理理论的空白给了统计学家和计算机学家一个展示他们的'临床诊疗能力'的机会""诊断是临床医学的一种理性活动，而不是数字统计的计算工作"。

医学是对微观个体和宏观整体兼容并包的科学。计算机技术活跃在医学领域并发挥着日益显著的效用——从非医疗业务到医疗业务。它尤其擅长处理标准化、程序化的作业。在浩如烟海的医学知识、临床实证中找到共性规律，并通过计算机科学加以提炼、重复运用、持续改进，这也正是医学人工智能研究孜孜以求的目标。

医学和计算机学科各自仍在创新发展，二者的交叉融合，需要跨学科协作。这是笔者从事医疗信息化媒体工作整整 20 年来，第一次有幸拜读由一位中国医生和一位医院信息科专家联合主编的关于医疗信息化、医学人工智能的图书。正是编者们的精心设计，使中西医学、计算机与人工智能知识纵横交织，医工融合的魅力跃然纸上。

HIT 专家网总编　　朱小兵

2023 年 9 月

目　录

第 1 章

人工智能的概念及发展

自 20 世纪中期以来，科学家一直在研究人工智能，旨在开发能像人类一样学习和思考的机器。纵观数十年来人工智能的发展历程，我们顿觉大道如砥、大势如潮！

1. 1936 年：图灵机

现代计算机的前身是英国数学家艾伦·麦席森·图灵（Alan Mathison Turing）[见图 1-1（a）]于 1936 年在其论文《论可计算数及其在判定问题上的应用》中提出的一个简单的计算设备，可用于帮助研究可计算的范围和限制。次年，阿隆佐·丘奇（Alonzo Church）在对该论文的评论中首次将该设备命名为"图灵机"。

图灵机的出名在于第二次世界大战中对德国恩尼格码密码的破解。第二次世界大战中，德军发明了一个由多个转子组合而成的密码机，即恩尼格码密码机[见图 1-1（b）]，不同的转子组合可产生不同的密码编码方式，其密钥机变化种类达 1.59×10^{20} 种，即 1.59 万亿亿种可能。恩尼格码密码排除了人力破解的可能，有人计算，如果 10 个人穷尽一生不眠不休都在验证这个密码的各种可能性，至少需要 2000 万年才能验证完全。盟军因为不能破解德军的密码，所以在战场上屡屡失利。为破解该密码，英国军方找到了艾伦·麦席森·图灵，他和其他专家在伦敦附近的布莱切利庄园开始了密码破解工作。经过艰苦努力，艾伦·麦席森·图灵应用他的图灵机破解了恩尼格码密码，为英军扭转败局奠定了基础。艾伦·麦席森·图灵和图灵机由此名声大噪，图灵机被认为是现代计算机的基础模型，艾伦·麦席森·图灵被认为是"现代计算机科学之父"。

为纪念图灵和他的贡献，后世于 1966 年设立了图灵奖。1994 年，A6010 公路（曼彻斯特市中间的环形公路）的一段被命名为"艾伦·图灵路"，马路相连的一座桥被拓宽并被命名为"艾伦·图灵桥"。2001 年 6 月 23 日，一座图灵的纪念雕像[见图 1-1（c）]被放置在英国曼彻斯特市惠特沃斯街的曼彻斯特大学大楼和运河街之间。它展示了这位"现代计算机科学之父"坐在公园中心位置的长椅上的形象，在雕像脚下的一块牌子上写着"现代计算机科学之父，数学家，逻辑学家，战时破译密码者"。牌子上还引用了伯特兰·罗素的一句话："数学是纯思想的科学"。《时代》周刊将艾伦·麦席森·图灵评为 20 世纪 100 位最重要的人物之一，并指出："事实是，每个敲击键盘、打开电子表格或文字处理程序的人都在作为图灵机的一个化身工作。"

向艾伦·麦席森·图灵致敬！

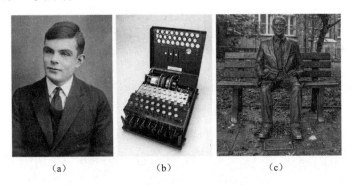

（a）　　　　　　　（b）　　　　　　　（c）

图 1-1　艾伦·麦席森·图灵（a）、恩尼格码密码机（b）

及英国曼彻斯特市图灵纪念雕像（c）

2．1952 年：机器学习的出现

20 世纪 50 年代，IBM 的工程师 Arthur Samuel 开发了一个玩跳棋的计算机程序；1952 年，Arthur Samuel 首次提出了"机器学习"（Machine Learning，ML）一词。1962 年，跳棋大师 Robert Nealey 在一台 IBM 7094 计算机上玩

跳棋,结果输给了计算机的跳棋程序。此事件被认为是人工智能领域的一个重大里程碑,显示了机器学习的内在潜力。

机器学习基于统计学原理,应用数据训练集进行算法训练和优化,自动建立数学模型,不需要专门的编程来做出这些决策。20 世纪 70 年代末 80 年代初,机器学习一度被计算机科学和人工智能研究人员放弃,因为这段时间的人工智能研究专注使用逻辑的、基于知识的方法而不是基于数据的算法。因此,包括大量研究人员和技术人员在内的机器学习行业被重组为一个独立的领域,研究重点从人工智能转移到概率论和统计学中的方法和策略。这种情况持续了近 10 年,直到 20 世纪 90 年代,互联网开始蓬勃发展。互联网不断增长的数据和通过互联网分享其服务的需求为机器学习提供了繁荣发展的机遇。目前,机器学习已经成为人工智能领域的关键技术,人工智能的大部分进展涉及机器学习。后续章节中,我们将深入探讨机器学习的利弊。

3. 1956 年:"人工智能"开启历史

1955 年 8 月,四位学者起草了一份名为《达特茅斯建议》(*Dartmouth Proposal*)的文件,提出了如下建议。

我们建议 1956 年夏天在新罕布什尔州汉诺威的达特茅斯学院开展一项为期 2 个月、10 个人的人工智能研究。这项研究将在以下猜想的基础上进行:学习的每个方面或智能的任何其他特征原则上都可以被精确地描述,以至于可以用机器来模拟它。我们将试图找到如何使机器使用语言,形成抽象概念,解决现在留给人类的各种问题,并改进自己。我们认为,如果一个精心挑选的科学家小组在夏天一起工作,就可以在这些问题中的一个或多个方面取得重大进展。(We propose that a 2 months, 10 men study of artificial intelligence be carried out during the summer of 1956 at Dartmouth College in Hanover, New Hampshire. The study is to proceed on the basis of the conjecture that every aspect of learning or any other feature of intelligence can in principle be so precisely described that a machine can be made to simulate it. An attempt will be made to find how to make machines use language, form abstractions and concepts, solve kinds of problems now reserved for humans, and improve themselves. We think that a significant advance can be made in one or more of these problems if a carefully selected group of scientists work on it together for a summer.）

在此建议下，1956 年 8 月，10 名来自世界各地的科学家聚集在美国新罕布什尔州汉诺威市的达特茅斯学院（见图 1-2）举行了一次具有历史意义的夏季会议。在此次会议上，会议的主要组织者、达特茅斯学院教授、数学家约翰·麦卡锡提出了"人工智能"（Artificial Intelligence，AI）一词，其被固定下来沿用至今。

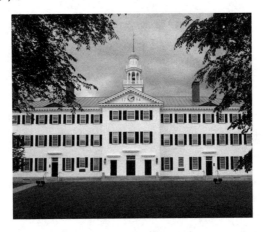

图 1-2　美国新罕布什尔州汉诺威市的达特茅斯学院

从历史角度看，正是艾伦·麦席森·图灵的前期工作促进了计算机的发展和人工智能概念的建立，并为此次会议的理念及计算机、人工智能的发展奠定了基础。

4．1966 年：图灵奖、第一个聊天机器人 ELIZA

为表彰和纪念图灵对计算机和人工智能的发展所做出的开创性贡献，美国计算机协会（Association for Computing Machinery，ACM）于 1966 年设立了图灵奖（Alan Mathison Turing Award，A. M. TURING AWARD）（奖杯

见图 1-3）以表彰为计算机科学的发展做出贡献的个人，并在同年将第一个图灵奖颁发给美国计算机科学家艾伦·佩利（Alan J. Perlis），以表彰他在 ALGOL 语言的定义与扩充上做出的重大贡献。图灵奖是计算机学界的最高奖项，被认为是"计算机学界的诺贝尔奖"。

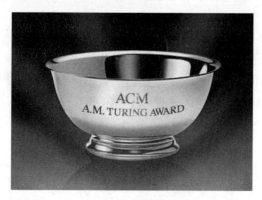

图 1-3　图灵奖奖杯

同年，美国麻省理工学院的计算机科学家约瑟夫·维森鲍姆（Joseph Weizenbaum）发明了一个可以与人类交流的计算机程序"ELIZA"。它通过编程来模拟精神科医生标准化的提问与患者沟通，并用简单的方式回应患者的回答。ELIZA 非常成功，以至于让众多使用者向一台机器敞开了内心，这使维森鲍姆感到非常震惊，由此他开始了对人工智能的哲学思考，后来成为人工智能的批评者。

5. 1967 年：模式识别的出现

Marcello Pelillo 提出了"最近邻算法"，该算法最早用于解决寻找旅行推销员最高效的推销路线问题。后来，此算法被认为是模式识别算法的基础。

6. 1972 年：医疗人工智能的开启

1972 年，美国加利福尼亚州斯坦福大学的 Edward Shortliffe 开发了一个早期的基于规则的医用专家系统"MYCIN"。MYCIN 是用 LISP 编程语言编写而成的，用于诊断和治疗感染性疾病。它将病人的症状与已知的感染数据库进行比对，以获得诊断。如果无法在数据库中找到匹配的答案，它将询问更多问题以缩小诊断范围。一旦 MYCIN 在数据库中比对成功，它将根据病人被感染的可能性和感染的严重程度对比对结果进行排序，然后推荐一个治疗方案，其中包括抗生素、手术或其他医疗程序。

MYCIN 是第一个为医疗用途而发明的系统，在计算机历史上脱颖而出，处于当时的先进水平，被认为是通往更现代系统的垫脚石，是早期机器学习系统人工智能的"鼻祖"。遗憾的是，虽然该系统进行了大量的测试，但从未在真实临床环境中使用过。

7. 1986 年：NETtalk 发声

1986 年之前，计算机不能通过阅读文字而发出声音，即不能朗读文字。美国约翰霍普金斯大学的 Terrence J. Sejnowski 和 Charles R. Rosenberg 开发了 NETtalk 技术（发表的论文标题见图 1-4），通过输入样本句子和音素链来教程序说话。NETtalk 能够阅读单词并正确发音，并且将它所学到的东西应用于它不知道的单词。它是早期的人工神经网络的体现，是能够在大量数据集的基础上得出自己结论（发出正确声音）的程序。

(1986)
Terrence J. Sejnowski and Charles R. Rosenberg

NETtalk: a parallel network that learns to read aloud
The Johns Hopkins University Electrical Engineering and Computer Science Technical Report
JHU/EECS-86/01, 32 pp.

图 1-4　发表的 NETtalk 论文的标题

8. 1997 年："深蓝"击败国际象棋世界冠军

来自 IBM 的人工智能国际象棋计算机"深蓝"（Deep Blue）在 1997 年的一次比赛中击败了国际象棋世界冠军加里·卡斯帕罗夫（Garry Kasparov）。这被认为是人工智能挑战由人类主宰的领域的一个历史性胜利，但批评者认为"深蓝"仅仅是通过计算所有可能的棋步而不是凭借认知智能获胜的。

9. 2005 年：智能机器人

波士顿动力（Boston Dynamics）公司于 2005 年推出运输用机械犬 "BigDog" 的初期型号。以此为开端至 2017 年，该公司先后推出了集成图像识别、地形识别、语音识别、动作控制等智能化技术的人形和犬形机器人（示例见图 1-5）。这些机器人可以实现上楼、开门、取物、跨越障碍、后空翻、听取语音指令、组成团队开展工作等功能，展示了波士顿动力公司强大的人工智能技术研发和整合能力。

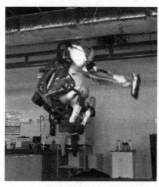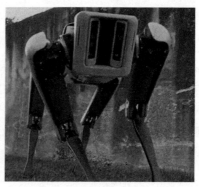

（a）后空翻中的人形机器人　　　　　（b）犬形机器人 Spot

图 1-5　波士顿动力公司的机器人示例

10. 2007 年：苹果公司推出第一代智能手机

1954 年 6 月 7 日，艾伦·麦席森·图灵被发现死于家中，身边发现一个粘有氰化物、被咬了一口的苹果，由此怀疑艾伦·麦席森·图灵死于自杀。

1976 年 4 月 1 日，史蒂夫·乔布斯、斯蒂夫·沃兹尼亚克和 Ron Wayne 在美国加利福尼亚州的库比蒂诺成立了美国苹果公司。该公司的 Logo 是一个咬了一口的苹果[见图 1-6（a）]，据说这是为了纪念艾伦·麦席森·图灵。

2007 年 1 月 9 日，在美国旧金山马士孔尼会展中心举行的 Macworld 大会上，苹果公司的第一代智能手机 iPhone 发布[见图 1-6（b）]。该手机不仅比其他手机多出几个新功能，而且是一台既可以打电话又可以上网、类似功能完整的手提电脑的手机，是计算机技术实用化的巨大进步。

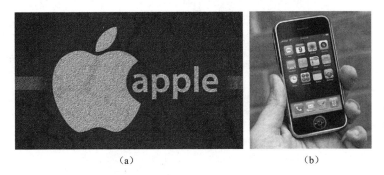

（a）　　　　　　　　　　　　　　（b）

图 1-6　苹果公司 Logo（a）及其第一代智能手机 iPhone（b）

11．2010 年：自动驾驶

2010 年，美国谷歌公司在官方博客中宣布正在开发自动驾驶系统，其无人驾驶汽车于 2012 年获得牌照上路。自动驾驶整合了图像识别、地形识别、人脸识别、雷达扫描、自动定位、自主决策等多项人工智能技术。

12．2011 年：智能语音系统

随着智能手机的普及，苹果的智能语音助手 Siri［见图 1-7（a）］在 2011 年进入市场，微软在 2014 年推出了有类似功能的 Cortana 软件［见图 1-7（b）］，亚马逊在 2015 年推出了带有语音服务功能的智能音箱 Echo［见图 1-7（c）］。

同年，美国 IBM 公司基于自然语言处理（Natural Language Processing，NLP）技术的语音系统 Watson 参加了美国的一个电视问答节目 *Jeopardy !*（见图 1-8），在与人类选手的比赛中获胜。在此过程中，Watson 证明了它对自然语言的理解，以及快速回答困难问题的能力。

此后，智能语音技术持续进步。美国谷歌公司于 2018 年 5 月推出了模拟人类声音的 Duplex，用于预订、预约等服务。同年 6 月，IBM 推出了智能语音系统 Project Debater，这是有史以来第一个能够与人类进行有意义的现场辩论的语音人工智能系统。

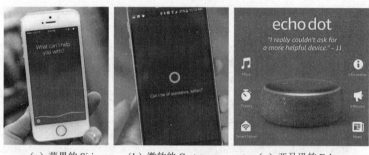

| （a）苹果的 Siri | （b）微软的 Cortana | （c）亚马逊的 Echo |

图 1-7　各公司智能语音对话系统示例

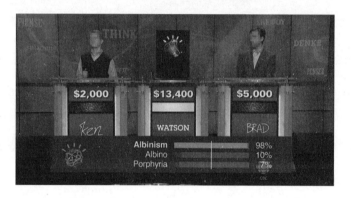

图 1-8　IBM 的 Watson 参加电视问答节目

13．2012 年：大数据时代

随着计算机的出现及其在各行各业的应用，以及其后互联网的出现和繁荣，人类社会每天产生越来越多的数据，而这些数据从规模上反映了一定的趋势信息，可帮助人类解决一些生产、商业和生活中的问题。但从这些海量数据中找出有用的信息已超出人力能够处理的范畴，因此需要专门的数据处理技术。2012 年，牛津大学互联网研究所的教授维克托·迈尔-舍恩伯格（Viktor Mayer Schönberger）与著名记者、学者肯尼思·库克耶（Kenneth Cukier）合作出版了《大数据时代：生活、工作与思维的大变革》（*Big Data：A Revolution That Will Transform How We Live, Work, and Think*，见图 1-9），该书在客观上正式宣告了大数据时代的到来，出版后成为《纽约时报》的畅销书，并被翻译成 20 多种语言在世界各地发行。

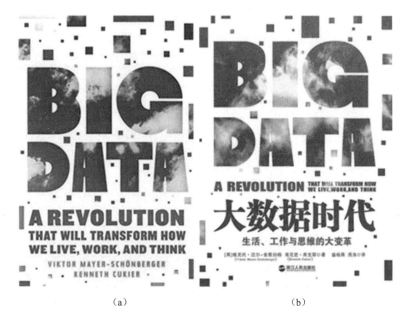

（a）　　　　　　　　　　　（b）

图 1-9　图书 *Big Data: A Revolution That Will Transform How We Live, Work, and Think*
的英文版（a）和中文版（b）

大数据与人工智能可形成良性互补。机器学习技术需要数据训练集以形成算法，海量数据可促进机器学习的算法演进；反过来，进化的人工智能可帮助使用者释放出海量数据中的潜力来获得信息和决策力，从而提高效率、收入和利润。人工智能技术大量普及后，可整体提高社会的生产效率，推动社会发展。可以说，大数据为机器学习类人工智能提供了足够多的营养和足够大的成长空间。

14．2022 年：ChatGPT 发布

2022 年年底，美国 OpenAI 公司发布了他们积蓄 8 年之力研发的自然语言处理人工智能技术 ChatGPT，瞬间引爆了全世界的人工智能界。GPT 是生成式预训练语言模型（Generative Pre-trained Transformer）的缩写。ChatGPT的表现是具有智能化特征的，但应看到它不具备真正的智能，因为它表现出

来的类人的对话能力不是基于对内容含义的理解，而是基于 NLP 的统计的结果。本质上，ChatGPT 是一个超大的文本统计语言顺序预测模型，它学习了超百 TB 的训练素材，相关参数超过 1750 亿个，需要 1 万枚英伟达 A100 芯片来处理这些学习素材和所要考虑的参数，一次完整的模型训练成本超过 1200 万美元（约合人民币 8000 万元），这是单个人类不可能达到的能力。尽管大模型不能理解对话的本质，但是已经可以充分"计算"对话者的意思，并应用超多的语料进行合理的回应。在如此大规模学习模型的基础上，训练出来的 GPT 就如同一个对各行各业都有所了解的通识者，具备了无数的语料，在和人类对话时有说不完的话题和内容。

🌽 小结

基于图灵机的现代计算机的发明和应用促进并加速了人类社会技术和生产力的发展。到目前为止，计算机和互联网已成为不再刻意提及的基础设施，如何更好地发挥计算机及其网络的功能成为科技发展的动力和目标，人工智能在各个领域的应用是发展目标之一。在此过程中，对数据处理算法的要求凸显出来，机器学习成为人工智能的基本技术被应用于图像识别、语音识别、路线规划等众多数据分析领域，取得了很大的成就，以至于有些软件工程师认为没用到机器学习就不算人工智能。但正如"一枚硬币有正反两面"一样，机器学习也兼具优点和缺点。

参考文献

[1]   MUTHUKRISHNAN N, MALEKI F, OVENS K, et al. Brief History of Artificial Intelligence [J]. Neuroimaging Clinics of North America, 2020, 30(4): 393-399.

[2] ADAMI C. A Brief History of Artificial Intelligence Research [J]. Artificial Life, 2021, 27(2): 131-137.

[3] MCCARTHY J, MINSKY M L, ROCHESTER N, et al. A Proposal for the Dartmouth Summer Research Project on Artificial Intelligence, August 31, 1955 [J]. AI Magazine, 2006, 27(4): 12.

[4] MAYER-SCHÖNBERGER V, CUKIER K. Big Data: A Revolution That Will Transform How We Live, Work, and Think [M]. Boston, Massachusetts: Houghton Mifflin Harcourt, 2013.

[5] 维克托·迈尔-舍恩伯格，肯尼思·库克耶. 大数据时代：生活、工作与思维的大变革[M]. 周涛，等译. 杭州：浙江人民出版社，2013.

第 2 章

机器学习

2.1 机器学习的技术原理

在日常生活中，我们会经常说"天阴了，大概要下雨""明天他们很可能会过来""节假日商场人多"这样趋势性的话语。在数据处理中，对于一组没有明确关系但看似存在一定趋势的散点数据[见图2-1（a）]，如果想找出它们的共同特征，就需要用到"拟合"这种数据处理方法。在 Excel 中，我们可以直接用设定好的"添加趋势线"的功能来实现拟合[见图2-1（b）]，以找出数据之间的函数关系，并根据函数公式进一步计算要达到某一 y 值时的 x 值，或给定 x 值后计算的 y 值。这就是机器学习的基本原理。

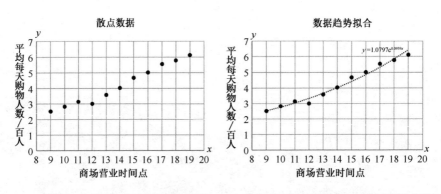

（a）某商场随时间变化的购物人数散点数据　（b）某商场随时间变化的购物人数数据的趋势拟合

图 2-1　散点数据与数据趋势拟合示意

机器学习通过训练数据集找出拟合函数（公式）。训练数据集的规模越大，该拟合函数对数据趋势的代表性越好。在应用时，它能够对未曾出现在训练集中的数据进行预测（计算 y 值），或设定一个预期的目标数据（y 值），反向确定需要的数据（x 值）。通过数据训练集得出的拟合函数就是机器学习得出的算法模型。

在统计学中，拟合是指数据与一个目标函数的近似程度，因此，通过拟合函数计算得到的值是一个近似值，与实际情况存在误差。机器学习的拟合技术就存在"过拟合"与"欠拟合"，二者均会降低算法模型的泛化能力（普适性）。

过拟合是指对训练数据的建模太好，训练数据中的噪声或随机波动也当作趋势模型来学习以建立拟合函数。此过程可以理解为对训练集中的数据不加分辨，对符合趋势的、不符合趋势的数据都强行地、一股脑儿地用一个函数来表示。过拟合造成的后果是，当把训练集以外的数据用于拟合函数时，发现通过训练集得出的算法模型并不适用，即算法模型的泛化能力欠佳。过拟合是机器学习中常见的问题。

欠拟合是指算法模型不能对训练数据进行拟合，无法发现数据集中的趋势规律，更不能对训练集以外的新数据进行归纳，可理解为算法模型的能力欠佳。

机器学习训练的理想状态是在过拟合和欠拟合之间确定一个算法模型，使之在训练数据集和未见过的测试数据集上都有很好的表现。

机器学习可分为如下 4 个主要类型。

1. 监督式机器学习

监督式机器学习使用标签化的数据集进行训练来获得拟合函数（算法），以对数据进行准确分类或预测结果。把数据输入模型后，该方法会根据数据调整权重直到模型拟合。监督式机器学习有助于大规模解决各种现实问题，例如，将垃圾邮件归类到收件箱的单独文件夹中。监督式机器学习使用的方法包括神经网络、朴素贝叶斯、线性回归、逻辑回归、随机森林、支持向量机等。

2．无监督机器学习

无监督机器学习用来分析未标签化的训练数据集以形成算法，从而发现隐藏的数据趋势或数据分组，无须人工干预。该方法能够发现信息的相似性和差异，因此是探索性数据分析、交叉销售策略、客户细分、图像分析和模式识别的理想解决方案。在无监督机器学习中使用的方法包括神经网络、K均值聚类、概率聚类等。

3．半监督机器学习

半监督机器学习是指在训练期间使用较小的标签化数据集来指导对较大的未标签化数据集进行分类和特征提取。该方法可以解决带标签的数据不足而无法开展监督式机器学习的问题。

4．强化机器学习

强化机器学习是一种行为机器学习模型，类似于监督式机器学习，但算法未使用样本数据集进行训练。该方法通过不断地试错进行学习，强化一系列成功的结果，为解决某一问题提出最佳建议或策略。赢得 2011 年 Jeopardy 挑战赛的 IBM Watson 系统就是一个很好的强化机器学习的例子。该系统使用强化机器学习来决定是否尝试回答或提问，选取选择板上哪个方块及下多少赌注等。

2.2　机器学习、深度学习、神经网络之间的关系

目前，在很多场合，机器学习与深度学习被相互替代使用；但是在概念上和实施技术上，它们之间还是有差别的。

简而言之，深度学习是机器学习的一个细分领域，可将深度学习视为"可

扩展的机器学习"。在实现算法学习的技术上，机器学习更依赖人工干预进行学习。人类专家分析一组数据特征以确定输入数据之间的差异，通常需要更为结构化的数据以开展学习。深度学习则使用具有多层次的数据处理结构（神经网络），可以自动执行数据处理过程中的大部分特征提取，消除某些必需的人工干预，并使用更大规模的数据集。

用于深度学习的神经网络模拟人类大脑神经细胞之间的突触连接模式［见图 2-2（a）］来建立数据处理的结构［见图 2-2（b）］，它的基本特点是：

（1）很多个数据节点相互连接形成网络。

（2）从其他节点传到某个节点的信号如果不超过某个设定的阈值，则该节点不做出反应；如果输入信号超过阈值时，则该节点向下一层的节点发出信号。

（3）从多个节点传向某个节点的信号的权重不同。

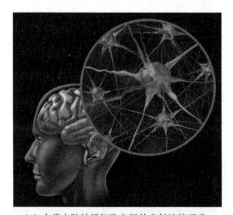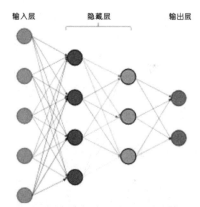

（a）人类大脑神经细胞之间的突触连接示意　　　（b）模拟突触连接的深度学习信号连接网络示意

图 2-2　深度学习神经网络结构示意

神经网络具备输入层、负责数据处理的中间层和结果输出层。根据数据处理的需要，中间层可设置成多个层次。神经网络的每一层都包含将输入数据转化为下一层可用于某种预测任务的信息单元。基于这种结构，模型可以通过自身的数据处理进行学习，从而提高自身的效率和能力。

深度学习中的"深度"是指神经网络数据处理结构的层数深度。由三层以上组成的神经网络（包含输入和输出）可视为深度学习算法或深度神经网络，只有两层或三层的神经网络只是基本的神经网络。

2.3 机器学习存在的问题

虽然机器学习在计算机视觉、自然语言处理和语音识别等技术领域取得了丰硕的成果，但该技术本身除上述的过拟合、欠拟合与泛化能力问题外，还存在一些不可避免的问题。

1. 算法需要不断更新

机器学习用来预测未来数据的算法是通过训练数据集得出的，但当检测数据集内的数据发生变化时，以前在训练数据集上得到的"准确"算法模型可能不再像以前那样准确。为确保检测效果，鉴于过去的训练数据不再适用，机器学习算法的准确率就会快速降低，这时就需要更新训练数据集重新训练来更新算法，以适应检测数据集中的新数据。这是一个费时、费力的高成本过程，同时也说明了模型的泛化能力不足，数据的算法不具备可通用性。

2. 算法黑箱

算法黑箱是指算法得出结论的过程不可理解和不可解释，犹如在黑箱中操作一般。随着人工智能的发展，人们对算法黑箱的诟病越来越多，因为科技的发展不仅是要得到某些结论或结果，更重要的是明了这些结论或结果产生的机制。科技发展的实质往往是通过研究机制产生的成果，如图灵机的发明、蒸汽机的发明、灯泡的发明等。只有对其背后的机制有了深入的了解，研究者才能在原理上有所创新并不断改进。

机器学习算法的形成基于统计学原理，正如 2011 年图灵奖得主、加利福尼亚大学洛杉矶分校的计算机科学教授朱迪亚·珀尔（Judea Pearl）在他的著作《为什么：关于因果关系的新科学》（*The Book of Why: The New Science of Cause and Effect*）中所说，"统计学唯一关注的是如何总结数据，而不关注如何解释数据"，即统计学不关注数据产生的机制。深度学习通过神经网络处理数据。虽然神经网络的设置是人为的，但是在用数据训练算法时，人类并不知道数据节点和各层之间究竟是怎样具体联络的，形成算法的机制是不可知的，这样的算法在用于检测时得出结论的过程（结论形成的机制）也是不可知的。

算法的不可解释性增加了人工智能的不确定性、不可控的风险性、无法追责性，可造成社会对人工智能的不信任。为避免这些情况的发生，欧盟委员会于 2018 年 12 月发布了人工智能开发和使用的道德草案——《可信赖人工智能的道德准则草案》，2020 年 2 月出台了《人工智能白皮书：通往卓越与信任的欧洲之路》，2021 年 4 月通过了《人工智能法》草案，2022 年 9 月通过了《人工智能责任指令》提案。这一系列人工智能产品/产业的管理方案，强调了人工智能的可控性、技术安全性、算法透明和可追溯性、问责制等重要方面。出于同样原因，处于人工智能研究前沿的美国也于 2019 年 12 月发布了《人工智能原则：美国国防部关于人工智能道德使用的建议》，强调人工智能应具备负责、公平、可追溯、可靠和可控的品质。2022 年 9 月 6 日，我国首部人工智能产业专项立法《深圳经济特区人工智能产业促进条例》正式公布（以下简称《条例》）。《条例》提出要设立人工智能伦理委员会，加快推进人工智能伦理安全规范的制定和实施。从这些确立的人工智能管理条例中可以看出，人工智能的安全、可控和可解释性是各国重点关注的内容。

因为临床诊疗关乎人命，责任重大，尤其是那些用于临床诊疗的人工智能必须具备安全性、可控性和可解释性，这样才能将安全问责制贯彻下去，从而取得行业信任，并为医疗事故的发生提供问责依据。

　　ChatGPT 出现后，美国哈佛医学院测试了 ChatGPT 在临床上的表现。结果显示，它在 45 个案例中有 39 个诊断正确，正确率约达 87%（超过了现有机器诊断率的 51%），并为 30 个案例提供了适当的分诊建议。这样是不是可以断言，ChatGPT 可以取代医生了呢？答案是否定的。目前，ChatGPT 所表现的类人对话基于其超大规模的训练数据集（超多的语料），这样的训练可以使其"计算"出对话者的意思，并对超多的语料进行计算来生成合理的回应，是一个可以不断开发与应用的好工具。但是，目前的 ChatGPT 是通识性的，无法处理复杂冗长或者特别专业的语言结构。对于来自自然科学或医学等专业领域的问题，如果没有进行足够的语料"喂食"，它无法生成适当的回答。因此，ChatGPT 还需要用医学的专业语料进行"投喂"训练，才能应用于医疗行业。

　　ChatGPT 是基于统计学原理的 NLP 技术的应用。从数学或机器学习的角度来看，其语言模型是对词语序列的概率相关性分布的建模，利用已经说过的语句作为输入条件来预测下一个时刻不同语句甚至语言集合出现的概率分布。因此，这样的算法算出的结果不是对语言含义的理解，而是计算的结果，即 ChatGPT 并不真正懂得它面对的问题和自己回答的含义是什么，它的回答只是概率计算的结果。另外，ChatGPT 的算法同样是不可解释的黑箱算法，不是基于医学知识的可解释的逻辑算法，不能满足对人工智能可解释性的要求，不适用于临床决策。

小结

　　对概率的认知和相应的概率计算技术为机器学习提供了理论基础，这使机器学习成为人工智能的基本技术。但是，正如朱迪亚·珀尔在他的书中所说，尽管现有的机器学习模型已经取得了巨大的进步，但遗憾的是，所有的模型不过是对数据的精确曲线拟合。就这一点而言，现有的机器学习模型只是在上一代的基础上提升了性能，在基本的思想方面并没有任何进步。对于要求准确性和责任制的临床诊疗来讲，机器学习是否适用是一个值得探讨的问题。

参考文献

[1]　雷明. 机器学习：原理、算法与应用 [M]. 北京：清华大学出版社，2019.

[2]　涌井良幸，涌井贞美. 深度学习的数学 [M]. 杨瑞龙，译. 北京：人民邮电出版社，2020.

[3]　PEARL J, MACKENZIE D. The Book of Why: The New Science of Cause and Effect[M]. New York: Basic Books, 2018.

[4]　朱迪亚·珀尔，达纳·麦肯齐. 为什么：关于因果关系的新科学 [M]. 江生，于华，译. 北京：中信出版社，2019.

第 3 章

医疗人工智能的缘起和发展

自 1972 年美国加利福尼亚州斯坦福大学推出医用专家系统 MYCIN 以来，医疗人工智能开始逐渐发展起来并应用于多个方面。

3.1 历史脉络

1. 20 世纪 50—70 年代：准备阶段

这一阶段虽然没有医疗智能化的产品问世，但是随着计算机在医疗行业的普及应用，这 20 年是医疗数字化的重要时期，奠定了医疗人工智能未来发展和应用的基础。20 世纪 60 年代，美国国家医学图书馆（NLM）开发的医学文献分析与检索系统（MEDLARS）和基于网络的搜索引擎 PubMed，成为后来加速生物医学发展的重要数字资源。临床信息数据库和医疗记录系统也是在这一时期被开发出来的，其对奠定医疗人工智能未来发展的基础起了一定积极作用。

2. 20 世纪 70 年代至 21 世纪初：启蒙阶段

这一阶段被历史学家称为一个投入资金和兴趣都减少的"人工智能的冬天"，但人工智能的研究并未止步。

1972 年，美国加利福尼亚州斯坦福大学开发了第一个基于规则的医用专家系统"MYCIN"。根据医生输入的病人信息和大约 600 条规则的知识库，

MYCIN 可以提供一个潜在的细菌病原体的清单，然后建议根据病人的体重适当调整抗生素治疗方案。MYCIN 成为后来基于规则的系统 EMYCIN 的框架。其后的 INTERNIST-1 系统使用与 EMYCIN 相同的框架和一个更大的医学知识库来帮助初级保健医生进行诊断。

1975 年，美国新泽西州立罗格斯大学举办了第一个由美国国立卫生研究院赞助的医学人工智能研讨会。

1976 年，在美国内华达州拉斯维加斯举办的眼科学会会议上，新泽西州立罗格斯大学展示了 CASNET 系统，它可以基于疾病的信息为医生提供对病人做出诊断的建议。

1986 年，美国麻省总医院计算机科学实验室发布了一个临床决策支持系统 DXplain。这个程序基于输入的症状来生成一个鉴别诊断，同时它也是一本电子医学教科书，可为医护人员提供疾病的详细描述和其他参考资料。DXplain 首次发布时，能够提供大约 500 种疾病的信息。随着技术的不断发展，它能提供的疾病信息越来越多，迄今为止已被广泛使用超过 35 年。

20 世纪 90 年代末，机器学习技术的兴起为医疗人工智能时代的到来奠定了基础。

3. 21 世纪初至 21 世纪 20 年代：成长阶段

1）自然语言处理深度学习技术的进步

2007 年，美国 IBM 公司创建了一个开放领域的答题系统 Watson，该系统采用 DeepQA 自然语言处理深度学习技术来分析非结构化内容上的数据，以获得可能的答案。该技术在 2011 年帮助 Watson 在电视游戏节目 *Jeopardy！* 中获得第一名，为 2015 年成立的专注临床辅助诊断的 IBM Watson Health 树立了信心。此外，该系统还可以从病人的电子病历和其他电子资源中提取信息，人们可以应用 DeepQA 自然语言处理深度学习技术来提供循证医学的证据。因此，它为基于证据的临床决策提供了新的可能性。

自然语言处理技术所取得的成就促进了投入资金的增加。2015 年协助儿科病人及其父母的用药教育的聊天机器人 Pharmabot 被开发出来，2017 年用于初级保健诊所的病人自动接收机器人 Mandy 被开发出来。

2）图像处理技术的进步

智能化影像识别是医疗人工智能的一个重要应用领域。随着深度学习技术的发展，用于图像识别的卷积神经网络被开发出来。

2017 年，美国食品药品监督局（FDA）批准了第一个基于云计算的深度学习的智能化心血管图像识别应用系统 Arterys（见图 3-1）。它能够在几秒内分析心脏磁共振图像，提供心脏射血分数等信息。此后，这一应用扩展到了肝脏和肺部成像、胸部和肌肉骨骼 X 射线图像及非对比性头部 CT 图像。

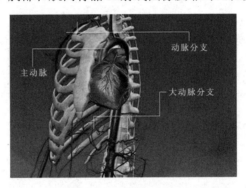

图 3-1　Arterys 图示

此外，卷积神经网络被用于视网膜病变诊断、早期皮肤癌诊断、内窥镜超声平台，以帮助区分慢性胰腺炎和胰腺癌；以及辅助内镜检查，以帮助区别良性和恶性病变等。

3.2　存在的问题

毋庸置疑，以机器学习为核心的人工智能在医疗领域取得了巨大的成功，但也有败走麦城的时候。

1．Google Flu Trend

2006 年，在美国医学信息学协会年会论坛上发表的一篇文章（题目见图 3-2）指出。

在谷歌的关键词触发链接的点击量与加拿大 2004—2005 年流感季节的流行病学数据之间有很好的相关性（本周点击量与下周流感病例数之间的皮尔逊相关系数 γ 值为 0.91）。事实证明，"谷歌广告哨兵"预测流感更及时、更准确。此外，整个流感季节的总成本仅为 365.64 加元，这比哨兵医生在诊所观察流感样疾病的传统方法便宜得多。（There is an excellent correlation between the number of clicks on a keyword-triggered link in Google with epidemiological data from the flu season 2004/2005 in Canada (Pearson correlation coefficient of current week clicks with the following week influenza cases r=0.91). The "Google ad sentinel method" proved to be more timely, more accurate and - with a total cost of Can$365.64 for the entire flu-season-considerably cheaper than the traditional method of reports on influenza-like illnesses observed in clinics by sentinel physicians.）

这篇文章给谷歌公司注入了希望和动力。谷歌公司于 2008 年采用机器学习技术开发出了预测流感趋势的 Google Flu Trend（GFT）系统，用于预测流感发病的趋势。但 GFT 系统的实际工作表现并不尽如人意，在 2011 年 8 月以后的 108 周内有 100 周的预测是错误的。

Infodemiology: Tracking Flu-Related Searches on the Web for Syndromic Surveillance

Gunther Eysenbach MD MPH [1,2]
1) Centre for Global eHealth Innovation, University Health Network, Toronto M5G2C4, Canada,
and 2) Department of Health Policy, Management and Evaluation, University of Toronto, Canada.
Email: geysenba@uhnres.utoronto.ca

图 3-2　2006 年发表的给予谷歌公司动力的文章题目

谷歌公司拥有的海量数据并不能保证机器学习模型预测的准确性。这一事实提示，错误的结果可能不是因为数据问题，而可能是缘于算法问题。

2．IBM Watson Health

IBM Watson Health 的历史发展如下。

（1）2007 年，IBM 公司创建了一个采用 DeepQA 自然语言处理深度学习技术的开放领域的答题系统 Watson。

（2）2011 年，IBM Watson 在电视问答游戏节目 *Jeopardy！*中获得第一名，鼓舞了 IBM 公司的信心。

（3）2015 年 4 月，基于 IBM Watson 技术的 IBM Watson Health（IWH）部门成立，其基本理念是："最好的医生也无法阅读所有文献，但计算机可以快速完成。"相比人类医生平均每年最多只能阅读 200～300 份医疗文献著作，Watson 具有深度学习的功能，它可以在短时间内阅读 3000 多本医学专著、20 多万篇论文、60 多种治疗方案、6 万多次实验数据，以及 10 万多份临床报告，并最终提出 3 个优选的治疗方案以丰富医生的专业知识，并产生更好的临床诊疗结果。基于 Watson 技术，IWH 先后投入大量资金，与纪念斯隆-凯特琳癌症中心、梅奥诊所、MD 安德森肿瘤中心、强生公司、苹果公司等数家全球知名医学研究机构和公司合作，开发了 3 个独特的癌症治疗解决方案：肿瘤解决方案（Watson for Oncolgy）、临床试验匹配解决方案（Watson for Clinical Trial Matching）、基因解决方案（Watson for Genomics）。

（4）2017 年，在花完了 MD 安德森肿瘤中心支付的 6210 万美元的研发费用后，IWH 仍然无法有效应用于临床，二者合作终止，IWH 进入衰退期。

（5）2018 年，IBM 公司宣布关闭 IBM Watson Health 部门。

IWH 的失败给了医疗人工智能业界沉重一击，各种解读纷至沓来。美国电气与电子工程师协会（Institute of Electrical and Electronics Engineers，IEEE）旗下的旗舰出版物、世界领先的工程和科学杂志 *IEEE Spectrum* 于 2019 年刊

登了一篇文章 *How IBM Overpromised and Underdelivered on AI Health Care*
（见图 3-3），分析了 IWH 失败的原因。抛开商业宣传过度、研发训练集不足
等因素，单以技术的角度来分析，2018 年图灵奖获得者、蒙特利尔大学计算
机科学教授、全世界公认的人工智能深度学习领域的领先专家之一约书
亚·本吉奥（Yoshua Bengio）在文章中阐述了如下内容。

（1）我们在 NLP 方面做得比五年前好得令人难以置信，然而我们仍然比
人类差得令人难以置信。（We're doing incredibly better with NLP than we were
five years ago, yet we're still incredibly worse than humans.）

（2）人工智能系统不能理解模棱两可，也不能发现人类医生会注意到的
微妙线索。（AI systems can't understand ambiguity and don't pick up on subtle
clues that a human doctor would notice.）

（3）当前没有任何人工智能可以与人类医生的理解力和洞察力相媲美。
（No AI built so far can match a human doctor's comprehension and insight.）

（4）不，我们还没到那一步。（No，we're not there.）

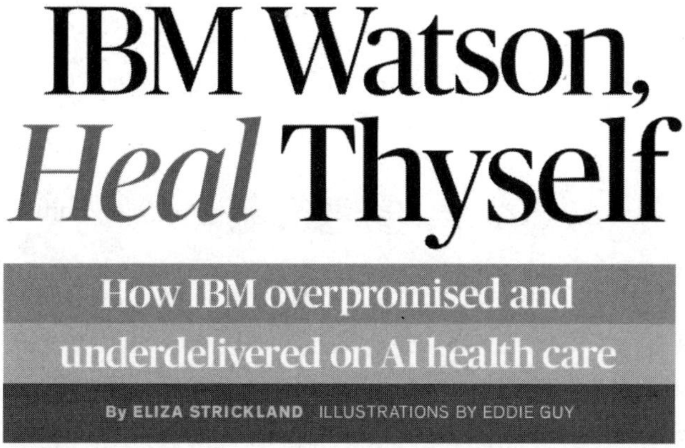

IBM Watson, *Heal* Thyself

How IBM overpromised and underdelivered on AI health care

By ELIZA STRICKLAND　ILLUSTRATIONS BY EDDIE GUY

图 3-3　2019 年 *IEEE Spectrum* 发表的分析 IBM Watson Health 失败的文章

从技术上讲，约书亚·本吉奥明确了目前自然语言处理（NLP）算法在
医学人工智能领域应用的窘境，但他没有意识到的是，医生的理解力和洞察

力来自多年的医学教育和临床工作所积累的经验。医学科学的知识体系有其特有的逻辑规律，即属于决定论的因果推理。医生对临床信息的解读和推理，即约书亚·本吉奥所说的理解力和洞察力，来自医学知识体系的内容及其内在逻辑关联。看病的过程是对临床数据进行基于医学知识和逻辑的临床信息解析过程，该过程基于医学科学的规则而不是数学和统计学的规则。一个简单但触及本质的问题就能把其中的内涵概括出来：行医执照为什么发给医学院毕业的学生，而不发给统计学或数学系毕业的学生？因为看病需要的是医学专业的知识和逻辑，其他的知识处于辅助地位，不能本末倒置。

 小结

从医疗人工智能的发展历程来看，语音识别和图像识别发展得较好，而诸如 IBM Watson Health 这样需要综合运用大量医学专业知识和逻辑的临床决策支持系统（Clinical Decision Support System，CDSS）发展得不尽如人意。

CDSS 用人工智能技术帮助医护人员在诊疗过程中进行临床信息分析与决策，以达到提高效率、减少误诊、控制费用、选择最佳治疗方案、均衡医疗资源、优化管理等目的。第 4 章将讨论 CDSS 的发展历史、技术现状和存在问题等。

参考文献

[1]　KAUL V, ENSLIN S, GROSS S A. History of Artificial Intelligence in Medicine [J]. Gastrointest Endosc, 2020, 92(4): 807-812.

[2]　BUTLER D. When Google Got Flu Wrong [J]. Nature, 2013, 494(7436): 155-156.

[3]　STRICKLAND E. IBM Watson, Heal Thyself: How IBM Overpromised and Underdelivered on AI Health Care [J]. IEEE Spectrum, 2019, 56(4): 24-31.

第 4 章

CDSS 必须解决的问题

在 PubMed 网站搜索 "clinical decision support system"，能找到的最早的论文是 Goertzel G. 于 1969 年发表的 *CLINICAL DECISION SUPPORT SYSTEM*（PMID：5260063）（见图 4-1）。

CLINICAL DECISION SUPPORT SYSTEM

Gerald Goertzel

International Business Machines Corporation
Advanced Systems Development Division
Yorktown Heights, N. Y.

图 4-1　最早的有关 CDSS 的文章

文章显示，当时 IBM 公司已开始 CDSS 的研究。从那时起直到 2012 年的 43 年间，多个 CDSS 系统被研发出来，如 Meditel、Quick Medical Reference、DXplain、Iliad 和 PEM-DXP。

临床决策是对临床事件及其相关数据和信息进行分析、判断，并找出适宜的应对措施的逻辑思维过程，是临床思维（临床推理）的具体外在表现。

临床工作的两大核心内容是诊断与治疗（包括对疗效的判断）。诊断的过程是临床决策，确定治疗方案、判断疗效，以决定是否保持或更改治疗方案也是临床决策。临床决策贯穿临床诊疗的全过程，是临床工作的核心，医院的其他部门都为实施诊断和治疗提供协调支持（见图 4-2）。因此，临床决策是临床工作的中心，更是医疗人工智能"皇冠上的明珠"。

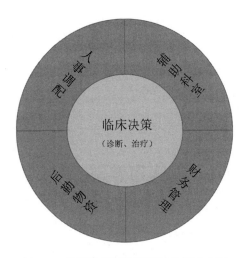

图 4-2　临床决策是临床工作的核心内容

4.1　CDSS 种类

　　笔者根据我国网络的公开信息统计了近年来我国 CDSS 的种类和占比，其中，辅助诊断类仅占 18%，而临床影像类占比最高，达 37%（见图 4-3）。

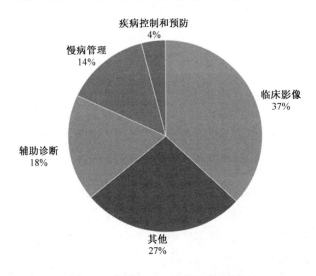

图 4-3　我国 CDSS 种类和占比概况

虽然图像分析、药品管理、花费管理、患者安全等这样的程序也被划分为 CDSS，但是本书的讨论仅限于临床诊疗过程中医生对患者临床信息的解读、分析和决策这一类 CDSS，这是临床诊疗的核心内容，是体现医生专业水准和诊疗质量的关键所在。

4.2 目前 CDSS 的应用效果

有许多科学研究论文讨论了 CDSS 在临床中的效果，有一些积极的结论，但也有许多对 CDSS 应用的负面反应，包括著名的 IWH 失败案例。2012 年 7 月，知名专业杂志《内科学年鉴》（*Annals of Internal Medicine*）发表综述性文章 *Effect of clinical decision-support systems：a systematic review*（PMID：22751758），介绍了 CDSS 的发展现状（见图 4-4）。文章指出，尚无有力的证据表明 CDSS 能够给予临床有力的帮助。

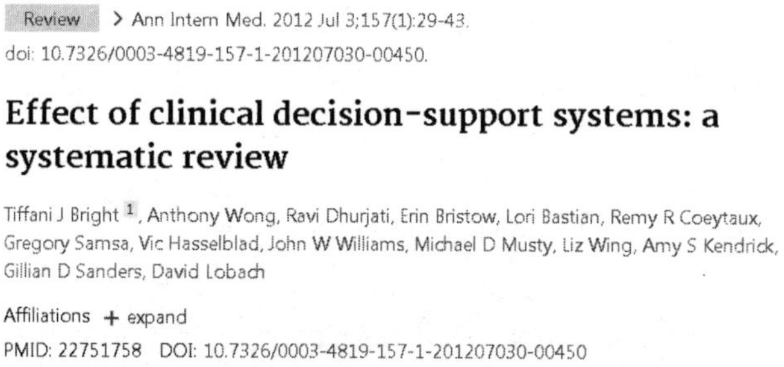

Review 〉 Ann Intern Med. 2012 Jul 3;157(1):29-43.
doi: 10.7326/0003-4819-157-1-201207030-00450.

Effect of clinical decision-support systems: a systematic review

Tiffani J Bright [1], Anthony Wong, Ravi Dhurjati, Erin Bristow, Lori Bastian, Remy R Coeytaux, Gregory Samsa, Vic Hasselblad, John W Williams, Michael D Musty, Liz Wing, Amy S Kendrick, Gillian D Sanders, David Lobach

Affiliations + expand

PMID: 22751758   DOI: 10.7326/0003-4819-157-1-201207030-00450

图 4-4　2012 年发表的 CDSS 应用综述性文章

10 年后（2022 年），另一篇综述性文章 *The impact of clinical decision support systems on provider behavior in the inpatient setting: A systematic review and meta-analysis*（PMID：35514024）给出了类似的结论（见图 4-5）。其他研究也指出，尽管 CDSS 在许多领域都有令人鼓舞的示例，但缺乏支持这些优势的实质性证据。

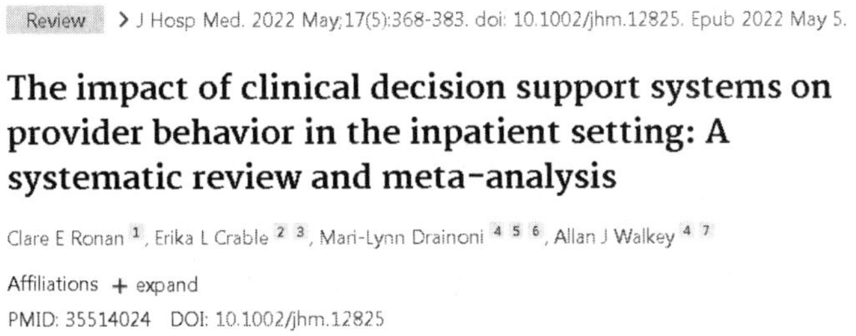

Review ▶ J Hosp Med. 2022 May;17(5):368-383. doi: 10.1002/jhm.12825. Epub 2022 May 5.

The impact of clinical decision support systems on provider behavior in the inpatient setting: A systematic review and meta-analysis

Clare E Ronan [1], Erika L Crable [2] [3], Mari-Lynn Drainoni [4] [5] [6], Allan J Walkey [4] [7]

Affiliations + expand
PMID: 35514024　DOI: 10.1002/jhm.12825

图 4-5　2022 年发表的 CDSS 综述性文章

由此可以看出，虽然很多 CDSS 系统已经被开发出来了，但其实际作用并不如设想的那样能够减轻医生的工作负担、提高临床决策的精准度、减少误诊、提高效率等。典型案例如 IBM Watson Health 那样不能发现有用的临床线索的失败案例。

能够从 CDSS 发展史中得到的更重要的信息是，构建 CDSS 的指导思想数十年来没有发生变化。正如朱迪亚·珀尔在他的文章 *Radical Empiricism and Machine Learning Research* 中所说，"以数据为中心的思潮大行其道，主导了当前的统计学和机器学习文化，它的核心观点是理性决策的秘诀仅在于数据"，建议"在因果逻辑的指导下，通过拟合与解释的任务共生，恢复数据科学的平衡"。因此，针对 CDSS 的发展道路，有必要就构建 CDSS 的指导思想进行深入探讨，以厘清思路、找准方向、取得突破。

4.3　CDSS 必须解决的问题 I：专业问题

CDSS 是临床决策支持系统，顾名思义，它的作用是辅助、支持临床决策，则其必须先明了临床决策是什么、如何开展工作、必须解决哪些问题等。造成目前 CDSS 在实际应用中效果不佳的原因正是 CDSS 的研发没有得到临床诊疗决策的认识论和方法论的指导，不能真正触及临床决策的核心逻辑和实质内容。

在临床工作中，从患者就诊到治疗的流程大致可概括为 6 个环节：问诊→体格检查→技术检查检验→症状体征和检查检验异常结果综合解读→形成诊断→制定治疗计划。在这些环节中，医生需要从了解到的患者情况（病情信息）中找到疾病发生发展的线索、必要的技术检查检验的方向，从检查检验结果中解读出有用的信息以确定诊断，并根据诊断来制定治疗策略，根据治疗策略确定具体的治疗措施。因此，在这一过程中，医生必须回答如表 4-1 所示的几个方面的问题，并给出必要的理论依据以体现循证医学的内在要求。

表 4-1   临床诊疗中必须回答的问题举例

1	患者的病程、症状和体征指向了哪些诊查方向？医学原理是什么？
2	患者的治疗和疗效对诊查方向提供了什么帮助？医学原理是什么？
3	怎样选择对患者适宜的诊查技术？医学原理是什么？
4	以什么标准对患者的诊查结果进行综合性解读？医学原理是什么？
5	怎样判断诊断是否正确？医学原理是什么？
6	以什么标准制定对患者的治疗策略？医学原理是什么？

表格中的问题"医学原理是什么"的实质是对临床决策过程的解释，是临床决策可解释性的具体体现。对这些问题的回答是检验一个临床决策方法合理性及其实际应用可行性的标准。

作为临床决策辅助的 CDSS，其基本功能应该是也必须是，辅助回答上述临床诊断中的基本问题，并依照循证医学的要求给出理论依据，以体现出 CDSS 的可解释性。

4.4　CDSS 必须解决的问题 Ⅱ：可解释的算法问题

前文已述，目前机器学习已成为包括医疗人工智能在内的主要技术。但由于算法逻辑的不可解释性，其遭到人工智能行业和医疗行业的诟病。作为医疗人工智能旗帜的 IBM Watson Health 的失败，使机器学习类 CDSS 的发展前景黯淡。

鉴于对推理过程可解释性的强烈要求，软件科学家也在致力于进行机器学习的可解释性研究。目前提出的解释机器学习的方法主要有全局解释、局部解释、反事实解释和因果机器学习。

全局解释：该方法不纠结于决策产生的具体步骤，以可解释的整体算法设计来代替推理的步骤性解释。显然，全局解释并未对算法逻辑做出深入的探讨，仅以机器学习的原理来解释机器学习的整体过程，无实质性的逻辑和过程的解释，对于用于临床诊疗的 CDSS，显然是不够的。

局部解释：该方法的特点是不关心机器学习模型的内在结构或假设，仅关注单个数据点以理解该数据点的预测决策，并在该数据点附近的特征空间中查看局部子区域，尝试根据此局部区域了解该数据点的模型决策。局部解释的理论基础是统计学理论。显然，该解释选择的局部某些数据代表性如何、是否可推广至全局都是需要解决的问题。如果不能推广至全局，则局部解释的作用有待商榷。此外，如果同一整体中不同局部数据的解释不尽相同，则该以哪个局部数据为标准是不可避免的争议。

反事实解释：该方法为提供"假设"信息，通过改变输入特征来预测模型的输出，由此确定某些可解释性。但在临床环境中，患者的病情信息在不断变化，设定的假设信息有多少符合实际情况、是否有必要和可能性，是其应用于 CDSS 可解释性的重要考虑因素。

因果机器学习：该方法是在传统机器学习的基础上引入因果机制，用结构因果模型来建模数据生成过程。简而言之，它就是利用已有的先验知识对数据潜在的因果模型做一个假设，缩小数据范围，然后采用干预输入项、观察输出项的变化的方法来确定变量间的因果关系。就此可以提出的问题是：①在数据趋势拟合中，是否存在改变输入项而输出项随之改变的情况？如果存在，如何确定这种改变是相关性还是因果性？②就 CDSS 而言，人体的生物现象很大一部分是只能定性表达而不能定量表达的，例如，血压可以定量地表达为 110/69mmHg，但心痛、水肿、恶心等定性描述的数据，是否有适宜的数学符号或模型来进行定性的因果表达？

为研究机器学习算法的可解释性，美国国防高级研究计划局于 2015 年制订了可解释人工智能（Explainable Artificial Intelligence，XAI）计划。该计划旨在推动可解释人工智能的研究和发展，以使用户能够理解和信任人工智能的决策过程，提高人工智能算法的透明度和可信度。该项目的研究内容包括：①如何产生可解释的模型；②如何设计解释界面；③如何理解有效解释的心理需求。该项目发现，不同的用户需要不同类型的解释，因此，目前还没有通用的 XAI 解决方案。

综观上述对机器学习可解释性的尝试可以看出，这些解释的方法均立足于统计学理论基础上。令人惊讶的是，因"通过发展概率和因果推理演算对人工智能做出的基础性贡献"而获得 2011 年图灵奖的朱迪亚·珀尔现在立场鲜明地转向因果理论，反对机器学习。朱迪亚·珀尔是美国国家科学院院士、美国国家工程院院士、美国人工智能协会创始会士、加利福尼亚州大学洛杉矶分校计算机科学和统计学教授、IEEE 智能系统名人堂第一批十位入选者之一，被誉为"贝叶斯网络之父"。除图灵奖外，他还获得多项顶级科学荣誉，包括认知科学领域的鲁梅尔哈特奖（Rumelhart Prize）、物理学及技术领域的富兰克林奖章（Franklin Medal），以及科学哲学领域的拉卡托斯奖（Lakatos Award）。虽然朱迪亚·珀尔是人工智能领域知名的学者，但是他自称为"AI社区的反叛者"。朱迪亚·珀尔认为目前人工智能的发展方向是错误的，尽管机器学习已经取得了巨大的成就，但人工智能领域已经陷入概率关系的泥潭中。他认为在目前的人工智能技术中，无论你如何巧妙地操纵数据，以及操纵数据时能获取什么信息，它仍然只是一个曲线拟合的过程。"所有这些令人印象深刻的深度学习成果加起来不过是曲线拟合罢了，只是在上一代的基础上提升了性能，在基本的思想方面并没有任何进步。"

2018 年朱迪亚·珀尔出版了他的新书《为什么：关于因果关系的新科学》（*The Book of Why: The New Science of Cause and Effect*，见图 4-6）。他表示人工智能的发展已经受到阻碍，因为目前的人工智能技术不能完全理解智能的真正含义，实现智能的关键是用因果推理取代相关性推理。

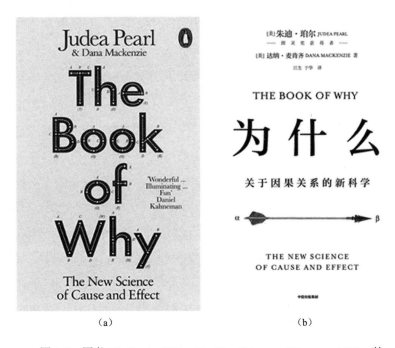

（a）　　　　　　　　　　　　（b）

图 4-6　图书 *The Book of Why: The New Science of Cause and Effect* 的

英文版（a）和中文版（b）

4.5　CDSS 必须解决的问题Ⅲ：开发者的自我角色定位

诚然，机器学习技术在人工智能方面取得了很大的成功，但经过仔细分析可以发现，机器学习的成就集中于软件工程师擅长的数据处理，或者不需要很多医学理论支持的领域，如医学影像分析。这或许能够解释医学影像领域这些年大发展的原因。因为进行 CDSS 研发的主要是软件科学家，他们借助少许来自影像科医生的标注就能用他们擅长的技术对图像数据进行处理。而在他们不熟悉且需要很多医学知识和逻辑才能进行的临床诊疗领域，软件科学家在处理数据时会感到陌生和迷惑，因为他们不懂临床信息内在的知识体系和逻辑内涵，不懂如何从医学的角度处理临床诊疗信息和数据。

必须明确的是，临床诊疗人工智能用软件技术来满足医学的需求，软件科学家作为乙方的角色来满足医学甲方的需求，而不是作为甲方用软件技术来为临床医学行为划定规则。正如 Alvan R. Feinstein 在 1973 年发表的论文 *Trade-off Between Angular and Spatial Resolutions in in Vivo Fiber Tractography*（PMID：4803623）中就已经指出的那样。

（1）诊断是临床医学的一种理性活动，而不是数字统计的计算工作。当统计学家、计算机科学家和其他非临床医生与临床医生一起发掘新技术的潜力时，这种描述将有助于他们辨别自己并不熟悉的知识微妙之处。（Diagnosis is a rational activity of clinical medicine, rather than a computational exercise in numerical statistics; The description will help statisticians, computer scientists, and other nonclinicians to discern intellectual subtleties with which they are not intimately familiar as they join with clinicians in developing the potential of new technology.）

（2）要使这种潜力成为现实，需要使统计学和计算机科学适应临床医学的实际情况，而不是强迫临床医学进行普罗克拉斯式的修改以适应统计学和计算机科学的理论概念。（To make this potential become actual requires adapting statistics and computers to the practical realities of clinical medicine rather than forcing clinical phenomena into Procrustean modifications to fit the theoretical concepts of statistics and computers.）

这种角色的自我认定是从事 CDSS 开发的软件科学家普遍缺乏的。其可能的主观因素是，机器学习的成就激发了软件工程师的信心和雄心，以至于他们想在自己不甚了解的临床诊疗领域大展身手。这是以数据为中心的思潮的具体表现。客观因素是，随着社会的发展，计算机技术应用于人们生产、生活的各个方面，掀起了计算机信息时代的劳动革命，给人们的生产和生活带来了极大的便利，也带动了社会信息化程度的提升，促进了社会的进步。因此，各行各业与计算机技术的融合成为大势所趋，CDSS 是这一趋势的具体表现，计算机学家在此方面的尝试顺应了社会的发展要求。但计算机学家对医学科学知识体系缺乏认知层面的深入理解，这注定了目前的 CDSS 缺乏基于医学知识体系的高屋建瓴的顶层设计。错误的认识论决定了错误的方法论，这一情况数十年来未曾改变。

4.6　CDSS 必须解决的问题Ⅳ：临床推理的理论建设问题

对于上述尴尬的局面，医学理论研究本身难辞其咎。因为迄今为止还没有一套系统描述临床推理（临床思维）的医学理论，来清晰阐述临床推理的逻辑模式和逻辑内容。虽然医学教育已经意识到临床推理能力对临床胜任力的重要性，但是，相应的理论建设远远不够。

生物医学研究大多集中于高精尖的、能拿到各个级别项目和资金的分子层面的研究，很少有人从医学教育的基础着眼开展医学理论研究，更缺乏具有哲学性质的理论反思，这使临床思维理论建设停滞不前。临床推理理论的空白给了统计学家和计算机学家一个展示他们"临床诊疗能力"的机会。Alvan R. Feinstein 在 1973 年发表的论文 *Trade-off between Angular and Spatial Resolutions in in Vivo Fiber Tractography*（PMID：4803623）中已经指出。

（1）知识渊博的临床医生虽然熟悉这种临床推理模式，但很少试图给它一个精确的描述。他们一般认为，这种临床推理模式的逻辑太复杂，无法规定，而理性的区分又太直观或无法科学地表达判断。（Knowledgeable clinicians, although familiar with the pattern，seldom attempt to give it a precise description. They generally believe that the logic of the pattern is too complex to be stipulated, and that the rational distinctions are too intuitive or judgmental to be expressed scientifically.）

（2）在缺乏明确逻辑的情况下，临床医生以一种临时的个人化方式发展自己的诊断技术，然后往往无法回忆起所有必须辨别和规定的智力机制。因此，当医学生、统计学家或计算机专家问及诊断过程的成分时，临床医生可能会回答说这是一种艺术性判断的非描述性行为。（In the absence of a delineated logic, clinicians develop their own diagnostic techniques in an ad hoc individualized manner and are then often unable to recall all the intellectual mechanisms that must be discerned and stipulated. Consequently, when asked by medical students-or by statisticians or computer specialists-about the ingredients of the diagnostic process, a clinician may reply that it is a nondescript act of artful judgment.）

（3）由于这种逻辑没有用临床"语言"来阐述，统计学家和计算机学家就用他们自己的逻辑概念为诊断提供了新的智力"语法"。（Because this logic has not been articulated in a clinical "language" connoisseurs of statistics and computers have used their own concepts of logic to give diagnosis a new intellectual "syntax".）

（4）基于数学"语法"而非临床"习语"的临床推理形式使这些新的基于统计的诊断方法与传统的临床推理形式毫无相似之处。（Based on mathematical "grammar" rather than clinical "idioms", these new diagnostic approaches bear no resemblance to conventional forms of clinical reasoning.）

4.7　CDSS 必须解决的问题 V：CDSS 的确定性和因果性

4.7.1　临床诊疗是对确定性的追求

因果推理是我们认识这个世界的基本逻辑方式，是决定论的表现。概率论是研究随机现象数量规律的数学学科，其基本的认知是，虽然在一次随机试验中某个事件的发生是偶然性的，但那些可在相同条件下大量重复的随机试验往往呈现出明显的数量和趋势规律。在概率论中，这个世界是一个充满了不确定性和随机的世界。在此认知指导下，以机器学习技术进行临床诊断看似合乎逻辑。但是，需要阐明的内容如下。

（1）人体在母体内基本成形的时候就是一个具有确定性的个体，不是某个"概率体"。

（2）人体的疾病有其发生发展的客观规律，即具有自己独特的、确定性的表现。例如，细菌感染可以引起局部炎症和脓肿，随着病情的发展，必将会出现全身性的感染性疾病的表现，包括高热、脓毒血症、全身多发脓灶等。这些是经过无数次临床病例验证的具有确定性的医学知识，不是毫无规律的随机现象。

（3）临床诊断的目的是治疗，而治疗需要明确的治疗目标。例如，明确了病因是细菌感染，才能有针对性地进行抗感染治疗；明确了病因是急性心肌梗死，才能明确治疗方案是尽快恢复心脏缺血区域的供血和预防心衰等其他并发症。所有临床诊断的目的都是寻找一个具有确定性的病因并明确其病理生理过程（发病机制），为确立治疗方案建立基于医学知识的可理解的临床事实基础。因此，临床诊疗是对确定性的追求。

（4）在不能确定病因的时候需要"诊断性治疗"这一看似概率性的治疗措施。但是，诊断性治疗的目的不是满足某个疾病发生的概率，其真实意图是验证某个疾病的确定性。若诊断性治疗有效，则可确定患者患有某一疾病；若诊断性治疗无效，则可确定患者未患有某种疾病。

在了解到临床诊疗工作的目标是追求确定性以后，医生就能够判断概率论并不适合临床诊疗。进一步地讲，明确了病因的确定性，就能够很好地解释疾病发生发展的原因和过程，客观上使临床诊疗的过程具备可解释性，而这种可解释性来自医学发展过程中所获得的无数的医学知识及其中蕴含的具有朴素唯物主义特征的因果逻辑规律。

4.7.2　医学伦理要求临床诊疗具有确定性

软件科学家对主要研究内容为"信息生产、信息传播、信息处理和信息应用等过程中出现的各种伦理问题"的信息伦理学比较熟悉，但是他们可能对医学伦理这一概念感到陌生。临床诊疗的服务对象是具备各种功能和思想的活生生的病人，诊治病人的基本态度也是人类如何看待自己的基本态度，人类对自己的认可、理解和支持尽显于此。所以，医学伦理学的要求体现了临床医学行业对医护行为规范的要求。

医学伦理学是评价人类的医疗行为和医学研究是否符合道德的学科，其基本原则如下。

（1）尊重原则：指对患者的人格尊严及其自主性的尊重。

（2）不伤害原则：指在诊治、护理过程中不使患者的身心受到医源性伤害。

（3）有利（有益）原则：狭义的有利原则是指医务人员履行对患者有利的行为，即医务人员的诊治、护理行为对患者确有帮助，既能减轻痛苦又能促进康复。广义的有利原则是指医务人员的行为不仅有利于患者，还有利于医学事业和医学科学的发展，有利于增进人群、人类的健康和福祉。

（4）公正原则：指医疗资源的公平分配以及医疗实践中的公平对待。

在上述四大医学伦理学基本原则中，"不伤害原则"和"有利原则"都从客观上要求首先明确患者的病因和病理生理机制，这样才能避免医源性伤害和有针对性地开展诊治以利于患者的康复。上述医学伦理学要求的实质是对临床诊疗的确定性要求。将一个诸如"肺癌的概率是 60%，肺炎的概率是 40%，气管炎的概率是 20%"的概率性诊断抛给患者，让患者承担不确定性带来的焦虑、担忧和不知所措不符合医学伦理学的基本要求，是医护人员无能和毫无责任心的表现。概率论不符合医学伦理对临床诊疗确定性的要求。

4.7.3　对人工智能技术的监管要求确定性

2017 年，Meta（原名 Facebook）研发的两个聊天机器人在相互对话中逐渐发展出了人类不可理解的语言。为避免不可控的局面进一步发展，实验室关闭了两个机器人。这一事件显示出机器学习黑箱算法的不可理解性，以及对人工智能的发展进行监管的必要性。

正如前文所述，为保证人工智能发展的可控性，算法的可解释性是其重点之一。为此，多国政府相继出台了一系列人工智能监管政策，以指导人工智能的发展。针对 CDSS 领域，人工智能监管政策对算法可解释性的硬性要求已基本宣告了机器学习算法在 CDSS 领域的不适用性，这或许是国内外 CDSS 发展并不乐观的内在原因。除了机器学习，软件科学家似乎还未找到合适的 CDSS 算法路径。朱迪亚·珀尔在他的书中所说的"用因果推理取代相关性推理"，为 CDSS 的发展提供了一个新的选择。本章开展的对 CDSS 确定性的分析将有助于软件科学家在 CDSS 方面的探索（见表 4-2）。

表 4-2　CDSS 对确定性的要求

要求来源	理由
医学科学知识体系的要求	医学科学知识体系及其内在逻辑具备的朴素的唯物主义特征的因果逻辑思维模式
	CDSS 是软件科学家用软件技术满足医学的要求，而不是用软件技术指导医学
临床专业技术的要求	临床诊疗是对确定性的追求，基于确定性的诊断才能有目标明确的治疗，出现差错后可追溯责任
医学伦理学的要求	"不伤害原则"和"有利原则"都从客观上要求首先明确患者的病因和病理生理机制，这样才能避免医源性伤害和有针对性地开展诊治以利于患者的康复
人工智能技术发展的要求	为保证人工智能发展的可控性，算法的可解释性是监管的重点之一

　　虽然前述内容列举了概率论在 CDSS 领域的不适用性，但这并不表明本书要全面否定概率论在医学的应用。与之相反，概率论对医学的研究具有很大的帮助。例如，在药物临床试验中的设计和统计、基础研究中对数据的解读等都需要统计学知识作为有力的支撑。但是，在临床诊疗决策这一领域，医学科学体系、临床专业技术、医学伦理、人工智能发展等诸多方面都对确定性提出了强烈要求，这一要求是对临床诊疗效果、质量和责任制的保证，是医学伦理学的具体体现，是人工智能向好发展的保证。因此，基于概率论的机器学习算法远不能满足上述对确定性的严苛要求，而采用属于决定论的因果逻辑推理是构建 CDSS 的一个很好的选择，综合体现了上述诸多对确定性的现实要求。

小结

　　CDSS 自身必须解决的问题是其完成临床诊疗决策支持任务的前提。从临床诊疗决策的角度对 CDSS 自身角色及其任务特征开展认知分析，有助于 CDSS 的顶层设计和研发。

　　CDSS 的任务是辅助临床诊疗决策，其顶层设计应从临床诊疗决策的角度展开。临床诊疗决策处理的是哪些信息内容、以什么逻辑进行处理、需要用到哪些知识等，这些问题需要从医学哲学的角度来寻找答案。

参考文献

[1] CAO Y, ZHU Y. Analysis of Current Clinical Decision Support System: The Perspective of a Clinician[C]. International Conference on Biomedical and Intelligent Systems (IC-BIS 2022). Chengdu, China: SPIE, 2022.

[2] SUTTON R T, PINCOCK D, BAUMGART D C, et al. An Overview of Clinical Decision Support Systems: Benefits, Risks, and Strategies for Success[J]. NPJ Digital Medicine, 2020, 3:17.

[3] RONAN C E, CRABLE E L, DRAINONI M L, et al. The Impact of Clinical Decision Support Systems on Provider Behavior in the Inpatient Setting: A Systematic Review and Meta-analysis [J]. Journal of Hospital Medicine, 2022, 17(5): 368-383.

[4] GUNNING D, STEFIK M, CHOI J, et al. XAI-Explainable Artificial Intelligence[J]. Science Robotics, 2019, 4(37): 7120.

[5] JUNG J, LEE H, JUNG H, et al. Essential Properties and Explanation Effectiveness of Explainable Artificial Intelligence in Healthcare: A Systematic Review[J]. Heliyon, 2023, 9(5): e16110.

[6] WU N, CAO Y, CHEN Z, et al. Limitation of on Big Data or Nature Language Processing Based Algorithm for Clinical Decision Artificial Intelligence [C]. Proceedings of the 2020 International Symposium on Artificial Intelligence in Medical Sciences. New York, USA: ACM, 2020: 161-165.

[7] PEARL J, MACKENZIE D. The Book of Why: The New Science of Cause and Effect [M]. New York: Basic Books, 2018.

[8] 朱迪亚·珀尔，达纳·麦肯齐. 为什么：关于因果关系的新科学 [M]. 江生，于华，译. 北京：中信出版社，2019.

[9]   FEINSTEIN A R. An Analysis of Diagnostic Reasoning. Ⅰ. The Domains and Disorders of Clinical Macrobiology[J]. Yale Journal of Biology and Medicine, 1973, 46(3): 212.

[10]   Causality in Digital Medicine[J]. Nature Communications, 2021, 12(1): 5471.

[11]   王岩. 医学伦理学 [M]. 北京：法律出版社，2018.

第 5 章

医学哲学的历史回顾

在临床诊疗过程中，从患者就诊到治疗大致的流程可概括为 6 个环节：问诊→体格检查→技术检查检验→症状体征和检查检验异常结果综合解读→形成诊断→制订治疗计划。在这些环节，医生在决策过程中得到的信息是症状、体征、异常检查结果（数据型结果、描述型结果），要做的是对这些临床信息进行解读、分析和综合。医生依靠什么来解读分析与综合临床信息？医生与非医疗专业人士的区别在于，医生至少经过了三年的基础知识学习和两年的临床学习，而临床学习的内容是把基础医学知识与临床实际情况结合起来并学习必要的临床医学知识。所以，医生处理临床信息的依据是基础和临床医学知识。那么医生在临床诊疗中要面对的是基础医学知识、临床医学知识、症状、体征、多种检查技术的选择、多源异构的异常的临床数值型数据和描述型数据，如何将这些相互之间看似缺乏明显关联的内容和信息融入临床诊疗的决策当中？这是临床决策的核心所在。医生需要从医学哲学的角度深入思考，找到这些信息和知识背后的内在关联才能做出正确的临床决策。从这个角度来看，临床决策不是一个简单的方法问题，而是对上述临床信息和医学知识的深层认知问题，在此前提下才可谈到临床决策的方法论和具体的实现方法。

科学哲学研究的是科学的本质、科学的合理性、科学的研究活动、科学的方法论、科学的认识论、科学的逻辑结构、科学的发展规律等。医学哲学是科学哲学的范畴之一，是关于医学领域普遍现象的一般本质和一般规律的哲学学科。它研究的对象不是医学及其分支学科所关注的具体现象和具体规律，而是普遍现象背后的一般本质和一般规律。它既是医学最高层次的理论学科，又是哲学交叉于医学的分支学科。它研究的主要内容如下。

（1）从医学角度全面理解人的本质的根本观点，以及在医学研究和疾病防治中正确认识人体和疾病客观规律的医学认识论，包括经验认知、逻辑思维、非逻辑思维、人体健康和疾病的本质及一般规律的根本观点。

（2）医学方法论，即关于诊断、防治疾病的方法、手段的本质及其发展规律。

医生需要从了解到的患者情况（病情信息）中找到疾病发生发展的线索、必要的技术检查检验的方向，从检查检验结果中解读出有用的信息以确定诊断，并根据诊断来制定治疗策略，根据治疗策略确定具体的治疗措施。

为将临床诊疗决策和 CDSS 做到更好，鉴于目前临床决策认识论和方法论的不足，以及 CDSS 不尽如人意的现状，我们有必要从医学哲学的层面进行深入的反思，从认识论层面找到医学知识（基础医学知识、临床医学知识）、临床信息（症状、体征、异常检查结果）背后的一般性规律，厘清临床推理的逻辑模式和逻辑内容，然后从认识论的角度指导临床推理和可解释、可通用的 CDSS 的建设方法。因此，本章需要对医学科学发展的历史进行哲学性的回顾和反思，以找出隐藏其后的内在规律，指导临床推理和 CDSS 的构建。

5.1 西医学发展史简述

5.1.1 对人体结构的研究

1. 人体解剖学的发展

1543 年，比利时医生安德烈·维萨里冒着被宗教迫害的风险从事人体的尸体解剖，完成了《人体构造》这部解剖学巨著。该书纠正了前人的许多错误观点，奠定了现代人体解剖学的基础。此后，经过不断努力，其他解剖学者和医生发现、认识了许多人体的结构。

1595 年，荷兰人詹森父子发明了光学显微镜，但放大倍数较低。后来，荷兰人安东尼·范·列文虎克改进镜片，将放大倍数提高到了 300 倍左右，他被称为"显微镜之父"。

随着显微镜在医学方面的应用，细胞学、组织学、微生物学等专业学科逐渐建立起来。

从 1665 年英国物理学家罗伯特·胡克发现细胞到 1839 年细胞学说的建立，经过了 170 多年。1665 年，英国人罗伯特·胡克用显微镜观察植物的木栓组织，发现其由许多规则的"小室"组成，并把这些"小室"称为 Cell（细胞），这一发现标志着细胞学的诞生。随后，在 1838—1839 年，德国植物学家施莱登和动物学家施旺根据自己研究和总结前人的工作，首次提出了细胞学说。随着显微镜性能的不断提高，科学家相继发现了各种细胞器，如 1833 年在植物细胞内发现了细胞核，1894 年发现了线粒体，1898 年发现了高尔基体等。此外，还发现了细胞有丝分裂现象并进行了多年研究。众多科学家跨越百年的研究积累奠定了细胞学说形成的基础。细胞学说将植物学和动物学联系在一起，论证了整个生物界在结构上的统一性，以及在进化上的共同起源，有力地推动了生物学向微观领域的发展，为组织学的出现奠定了基础。恩格斯将它列为 19 世纪自然科学三大发现之一。

1674 年，列文虎克通过显微镜观察到细菌和单细胞原生动物，并将其称为"Animalcules"（微生物），这标志着现代微生物学的诞生。

1801 年，法国解剖学家和生理学家比沙出版了《普通解剖学》一书，第一次用"Tissue"（组织）来描述他所见到的人体结构，并提出人体由 21 种组织组成，如肌肉组织、神经组织、骨骼组织、血管组织、腺组织等，成为组织学的开端。随着细胞学说的建立，医学家对人体的研究进入细胞层面，为组织学的建立和发展奠定了认知基础。瑞士组织学家柯立克在 1841 年至 1844 年著有《组织学手册》，将人和高等动物的组织归为四类，即上皮组织、结缔组织、肌组织和神经组织，并沿用至今。随着研究的发展，医学界将组织学和显微解剖学合并称为组织学，标志着现代组织学的建立。由于电子显微镜的发明，组织学研究朝着细胞的超微结构和分子原子方向发展。

2．人体病理解剖学的发展

1761 年，意大利解剖学家乔瓦尼·巴蒂什·莫尔加尼经过多年对数百例尸体解剖的观察，将病例的临床表现、死亡原因和尸体解剖发现进行比较、整理，以充分的事实证明疾病的症状与器官病变有密切的关系，由此发表了著作《疾病的位置与病因》。他也被誉为"病理学之父"，促进了近代临床诊断学的发展。

19 世纪，由于显微镜的出现，德国病理学家鲁道夫·魏尔肖（Rudolf Virchow）利用显微镜研究人体病变器官和组织，发现了组织、细胞的形态变化，认为细胞的变化及其功能障碍是一切疾病的基础，由此提出细胞病理学理论，于 1858 年出版了著名的《细胞病理学》。这一理论标志着从器官病理学到细胞病理学的发展，具有划时代的意义。

19 世纪，法国生理学家克劳德·伯纳德（Claude Bernard）首创了实验病理学，在动物身上研究疾病的动态变化以及病因和发病机理，揭示了多种疾病发生发展的规律，让人们对疾病本质的看法提高到理性认识阶段，从而纠正了细胞病理学所认为的"疾病本质就是局部的细胞变化"这种片面观点。因此，实验病理学的兴起大大促进了病理学的发展，它也逐渐成为病理学的一个重要组成部分，最终促成了病理生理学的形成与发展。

自 20 世纪 30 年代以来，由于电子显微镜的诞生和生物组织超薄切片技术的出现，病理学跨入了亚细胞和分子水平阶段，过去许多未被认识的微细病变及其发生机理逐渐得到了阐明。

5.1.2　对人体功能的研究

1．生理学的发展

1628 年，英国医生哈维通过对心脏结构、静脉瓣和血液流量计算的研究出版了《心血运动论》一书，确立了血液循环理论，奠定了近代生理学的基础。1661 年，意大利生物学家、组织学家马尔切罗·马尔皮基在显微镜下发现了毛细血管，完善了血液循环理论。

17 世纪，法国哲学家和科学家笛卡儿最早将反射的概念应用于生理学，他认为动物的每次活动都是对外界的必要反应，并将这一连串的反应活动称为反射。这一学说在 19 世纪对脊髓结构与功能的研究中得以证实，为后来神经系统活动规律的研究开辟了道路。

18 世纪，意大利生理学家路易吉·伽尔瓦尼（Luigi Galvani）发现电流刺激可导致蛙腿肌肉收缩，进而开启了生物电学这一新的生理研究领域。

18 世纪，法国化学家安托万·洛朗·拉瓦锡（Antoine Laurent Lavoisier）首先发现氧气和燃烧原理，指出呼吸过程同燃烧一样，都要消耗氧气和产生二氧化碳，为机体新陈代谢的研究奠定了基础。

19 世纪，法国生理学家克劳德·伯尔纳提出了内环境概念，认为细胞外液是动物机体的内环境，是全身细胞直接生活的环境。内环境的理化性质，如温度、酸碱度和渗透压等要素的恒定是保持生命活动的必要条件。这一学说已成为人体生理学中的一个指导性理论。

1847 年，德国生理学家路德维希发明了记纹器。这套装置配合当时已经发明的水银检压计和电计时信号器，可以把血压及心肌等肌肉收缩曲线完整地记录在贴于转动的记纹鼓的烟熏纸上，将心、肺、胃、肠等器官的活动可视化。这一设备为生理学的发展做出了卓越贡献。

同时代的德国生理学家海登海因首次运用小胃制备法研究胃液分泌的

过程，他设计制备的小胃被称为"海登海因小胃"，后来经俄国著名生理学家巴甫洛夫改进为"巴甫洛夫小胃"，奠定了消化生理学的基础。

1906 年，英国著名生理学家谢灵顿在对脊髓反射的规律进行长期的研究后出版了经典著作《神经系统的整合作用》，为神经系统的人体生理学奠定了基础。

同时期的俄国生理学家巴甫洛夫从消化液分泌过程的研究转到以唾液分泌为客观指标对大脑皮质的生理活动规律进行深入研究，提出了著名的条件反射概念和高级神经活动学说。

1929 年，美国生理学家坎农进一步发展了克劳德·伯尔纳的内环境概念，提出了稳态的概念，并在 20 世纪 40 年代与控制论相结合，使人们认识到人体各个部分，从细胞到器官系统的活动都要依靠调节作用保持相对稳定状态。

随着科学家对人体结构从大体到细组织、细胞，再到分子层次的发现，生理学也进入了细胞和分子层次，如对细胞有丝分裂的研究、对核酸中心法则的研究。

2. 病理生理学的发展

19 世纪中期，法国生理学家克劳德·伯纳德（Claud Bernard）擅长解剖技术，他在对人体和疾病的研究中发现，仅靠尸体解剖和临床观察无法深入了解疾病的发生和发展规律，于是开始应用动物复制人类疾病的模型，研究疾病的发生、发展过程和代谢变化等，建立了实验病理学，形成了初步的病理生理学的概念。此后，病理学的研究就包括了对疾病的结构和功能两大方面的内容，病理学逐渐分为病理解剖学和病理生理学两大方向。1897 年，俄国喀山大学首次开设了独立的病理生理学课程，标志着现代病理生理学的建立。随着细胞学和分子生物学的诞生，病理生理学也进入了细胞和分子时代。

3. 生物化学的发展

随着科学家对人体结构的研究进入细胞和亚细胞层次，对人体结构功能的研究也随之进步。化学研究技术与人体功能研究相结合，在 19 世纪衍生出生理化学的研究领域。此后，生物化学的发展经历了分析和研究生物体化学组成的叙述生物化学、研究人体内主要化学物质代谢途径的动态生物化学，以及目前研究人体生物大分子机构与其功能关系的分子生物化学阶段。标志性的事件包括：1828 年化学家弗里德里希·维勒成功合成了有机分子尿素，1883 年安塞姆·佩恩发现了第一个酶（淀粉酶），1896 年爱德华·毕希纳阐释了酵母细胞提取液中乙醇发酵的生物化学过程，1950 年代詹姆斯·沃森、佛朗西斯·克里克、罗莎琳·富兰克林和莫里斯·威尔金斯共同参与解析了DNA 双螺旋结构并提出 DNA 与遗传信息传递之间的关系，1958 年遗传信息传递的"中心法则"被发现等。

20 世纪以来，借助电子学、生物化学等其他现代科学技术，人类对人体结构和功能的研究获得了突飞猛进的进步。特别是随着分子生物学的崛起，科学家对人体结构和功能的研究迅速从整体层面、系统层面、器官层面和细胞层面推进和深入分子层面，极大加深了对人体的了解和理解，对疾病的认识也达到了新的高度。同时，基于基础医学各专业方向研究的进展，人类对人体结构的不断深入了解，化学、药理学研究的进步，以及止血、止痛、抗感染技术的发明，外科手术治疗技术得以普及，内科药物治疗技术也在不断进步。

5.2　西医学发展史的启示

从西医发展的历史脉络中可以清晰地看出，现代西方医学研究的是人体各个层次的结构和相应的功能。从客观上讲，现代西方医学丰硕的研究成果是对客观存在的人体结构和相应功能从宏观大体到微观分子层面的发现。在这些发现之前，人体就存在各个层次的结构和与结构相对应的功能，结构决定功能，功能取决于结构，结构与功能之间是因果逻辑关系。这一人体客观因果逻辑规律已成为经过专业学习以后的临床医护人员的内化知识，临床医护人员在临床推理中下意识地使用这一因果规律而不自知。

医学知识体系的因果逻辑思维是从现代西方医学发祥之日起随着学科的不断发展，对人体的理解逐渐深入，自发形成的具有朴素唯物主义特征的因果逻辑思维模式，最终成为把众多医学学科联系起来的内在因果逻辑纽带，推动了现代西方医学这棵参天大树的成长，生长于其上的每一片叶子、每一个花朵都吸收着这种内在的、不被人知但贯穿其中的知识内容及其内在逻辑的营养。无数个医护人员都是在这种知识和逻辑思维的培养下成长起来，并通过自己的辛勤工作把这种思维方式贯穿在综合应用医学知识对疾病的诊治过程中。

而今，基于证据的因果逻辑推理已成为临床医学和基础医学研究的基本逻辑推理模式。例如，特异性心肌酶学指标检查异常升高，就提示患者存在心肌缺血坏死；用 siRNA 屏蔽某一基因的表达可以了解这一基因的功能等。以上判断的基础或依据是医学各学科发展过程中得到的关于人体的知识和知识间的因果逻辑关联。

作为对人类诊疗思维的模拟，临床诊疗人工智能必须认识和遵循人体相关医学知识内容及其内在因果逻辑，并在人工智能的程序中表达出来，以获得医学行业和医护人员的认可和接受。

软件科学家目前所做的基于概率论的机器学习显然与医学科学的因果逻辑推理不相适应。由于缺乏医学专业知识和对医学知识体系在认识论层面的深入理解，软件科学家只能从他们擅长的数据处理角度来解决医学问题。这种做法就好比想通过数据统计处理技术把临床诊疗的花朵摘下来移植在统计学的茎秆上并让其依旧开放，很显然，这是不现实的。软件科学家以为遇到的是数据统计处理技术的方法问题，而实际上他们面对的是整个医学科学的知识体系和贯穿其中的逻辑思维模式的认知问题。这种核心的、认知上的差别导致了目前 CDSS 不具有算法可解释性和适用于临床全科的可通用性，不能对临床工作提供实质性帮助。

🌿小结

西方现代医学发展的历史明确显示，西方现代医学研究的是人体的结构及其相应的功能，二者之间存在因果逻辑关联。这是医生在经过多年培训后下意识运用于临床诊疗中的思维模式。CDSS 的顶层设计和具体技术必须考虑这些因素。

参考文献

[1] 罗伊·波特. 剑桥医学史 [M]. 张大庆，等译. 南京：译林出版社，2022.

[2] 柯杨，张大庆. 医学哲学 [M]. 2 版. 北京：人民卫生出版社，2021.

[3] 尹洁. 医学哲学 [M]. 上海：复旦大学出版社，2020.

[4] 丁文龙，刘学政. 系统解剖学 [M]. 9 版. 北京：人民卫生出版社，2018.

[5] 崔慧先，李瑞锡. 局部解剖学 [M]. 9 版. 北京：人民卫生出版社，2018.

[6] 陈誉华，陈志南. 医学细胞生物学 [M]. 6 版. 北京：人民卫生出版社，2018.

[7] 张晓伟，史岸冰. 医学分子生物学 [M]. 3 版. 北京：人民卫生出版社，2020.

[8] 步宏，李一雷. 病理学 [M]. 9 版. 北京：人民卫生出版社，2018.

[9] 王建枝，钱睿哲. 病理生理学 [M]. 9 版. 北京：人民卫生出版社，2018.

[10] 金惠铭. 细胞分子病理生理学 [M]. 郑州：郑州大学出版社，2002.

[11] 王庭槐. 生理学 [M]. 9 版. 北京：人民卫生出版社，2018.

[12]　周春燕，药立波. 生物化学与分子生物学 [M]. 9 版. 北京：人民卫生出版社，2018.

[13]　王前，王建中. 临床检验医学 [M]. 2 版. 北京：人民卫生出版社，2021.

[14]　万学红，卢雪峰. 诊断学 [M]. 9 版. 北京：人民卫生出版社，2018.

[15]　李继承，曾园山. 组织学与胚胎学 [M]. 北京：人民卫生出版社，2018.

第 6 章

CDSS 与临床思维理论

6.1 CDSS 与临床思维的关系

首先，CDSS 是"临床决策支持系统"，即它的作用是支持临床决策，其前提是搞清楚临床决策发生在哪里，做了什么决策，做出决策的逻辑模式是什么，应用了哪些知识内容，从哪些方面可以支持这些决策。因此，做好 CDSS 的前提是搞清楚临床决策的相应问题，进而做好支持工作。

其次，临床决策也被称为临床推理、临床思维。临床思维一词更为常用，是医生在诊疗过程中应用医学知识对患者的病情信息（症状、体征、异常检查结果）进行逻辑化的解读和综合分析，以找出患者的病因，确定诊断，并结合患者的病理生理情况制定治疗策略和详细的治疗措施。因此，临床诊疗是一个对临床信息解读、整合和利用的过程。CDSS 通过计算机算法对临床诊疗中收集的临床信息进行分析，以给出必要的诊疗支持，如诊断提示、检查技术提示及必选的药物提示等。

从信息处理的角度讲，临床诊疗与 CDSS 相通之处在于，二者都是处理临床信息的逻辑过程。CDSS 如想做好临床决策支持工作，必须采用医生的临床思维逻辑模式，而不是像 Alvan R. Feinstein 在 1973 年提出的，用统计学或计算机科学的模式为临床医生的诊疗行为制定行为规范，本末倒置。因此，医生处理临床信息的逻辑模式和逻辑内容，即临床思维，可被 CDSS 借鉴，用于设计算法逻辑，这样可保证 CDSS 在医学上的合理性并提高医护人员的认可度。

6.2　可解释、可通用的 CDSS 应该有的样子

6.2.1　临床诊疗必须回答的问题

前文已述，临床诊疗流程大致可分为 6 个环节：问诊、体格检查、技术检查检验、症状体征和检查检验异常结果综合解读、形成诊断、制定治疗计划。医生的临床思维将这些环节连接起来。在此过程中，医生运用医学知识解读、分析得到临床信息，以决定下一步的行动目标。在客观上存在必须回答的问题（详见表 4-1），对这些问题的准确回答是得到正确诊断并制定正确治疗策略的前提，即正确临床决策的前提。

6.2.2　CDSS 的任务

一个有价值的 CDSS 应该在临床推理过程中提供帮助以回答诊疗过程中必须回答的各种问题。仅仅按照概率给出几个疾病名称，推荐几个药物，且不能解释给出病名或药物推荐的推理过程，不能回答上述必答题，这样的 CDSS 体现出的非专业化的临床决策辅助能力不能满足专业的临床决策过程的需求。因此，CDSS 应该按照临床医生的专业思维模式来帮助医生回答诊疗过程中必须解决的各种问题，这样才能切实帮助医生减少工作负担、提高工作效率、减少误诊误治。

6.2.3　CDSS 的可解释性和可通用性

根据 CDSS 的任务可知，CDSS 是按照临床医生的临床思维模式来帮助

医生回答诊疗过程中必须回答的各种问题。因此，其可解释性来自临床思维的逻辑模式。

CDSS 的通用性是指 CDSS 的推理模式在临床各科的适用性，即 CDSS逻辑模式在临床各科的泛化应用能力。该通用性也来自临床思维模式在临床各科室的通用性。

CDSS 的角色和任务决定了它要遵循医护人员使用的临床思维模式。究竟何种临床思维理论能够回答上述必答题，并具有推理逻辑可解释性和临床各科室的通用性，需要对现有的临床思维理论进行回顾与总结，以找出适宜的临床思维理论来指导可解释、可通用 CDSS 的顶层设计和技术实现。

6.3　临床思维理论现状

1．临床思维的历史发展

公元前 5 世纪，希波克拉底用格言总结了他的许多实践知识，其中许多是"如果……然后"形式的经验法则，这种经验法则可被视为临床推理的一种基本形式。最早类似临床思维的教学是意大利的 Batista de Monte 在 1543年开展的基于经验的病床旁教学；17 世纪在荷兰的莱顿大学出现了由Herman Boerhaave 等主导的类似的床旁教学；在 1766 年，美国宾夕法尼亚大学医学院的 Thomas Bond 医生发表了文章 *Introductory Lecture to a Course of Clinical Observations in the Pennsylvania Hospital*，从而成为第一个临床思维教师。进入 19 世纪，随着医学知识的扩展和诊断技术的发展，医生得以区别正常的结构/功能与异常的结构/功能，逐渐意识到不同的疾病可以有相同/相似的临床表现，从而将临床精确描述和记录逐渐转变为推理得出结论的过程，随之对疾病的定义不再局限于临床表现，继而有了推理性质的知识化的诊断。随着医学的发展，临床思维的概念及其重要性逐渐被接受。

随着临床思维研究的发展，学界认为临床推理是一个心理认知过程。自 20 世纪 70 年代起，临床思维的研究在探索临床医生个体的思维过程中一直被心理学观点主导。

2．临床思维理论方法择要

迄今为止，学界提出了诸多临床思维的理论和方法，择其要者简介，见表 6-1。

表 6-1　目前主流临床思维理论举例和简介

临床思维理论	方法与特点
假设演绎推理	诊断推理的主要方式，在与患者接触的早期提出假设，并按照假设收集证据来证实或反驳假设
归纳推理	从个别、特殊的事物总结、概括出各种一般性的原理或原则，然后从这些原理、原则出发，得出关于个别事物的结论
贝叶斯理论	每个诊断都是概率事件，根据临床信息计算某个疾病发生的后验概率
双系统思维模式	思维系统 1：快速、经验、直觉、启发式思考；思维系统 2：慢速、逻辑思考
疾病脚本	对临床病例的归纳总结，封装了症状和主诉的病理生理学原因、临床信息，使医生能够排除无关类别的疾病，并立即关注最有可能的疾病

3．临床思维能力的评估

对临床思维能力的评估是了解医学生和医生临床胜任力的重要方式。但是由于对临床思维的定义和具体表现尚无定论，对其的评估内容、具体方式和指标亦无定论。按照 Miller 对于能力评估的四层金字塔理论（专业理论知识、知识应用能力、操作表现、实际表现），我们总结了现有的临床思维能力评估方法（见表 6-2）。

表 6-2　现有的临床思维能力评估方法

Miller 金字塔等级	评估形式		方法
专业理论知识	知识对临床思维至关重要，但从形式和方法上不适合对临床思维能力进行评估		
知识应用能力 （针对标准病例提出诊断或治疗方案）	书写或打字	结构化的回答模式	简短回答开放式问题
			临床推理问题测试
			书写病历总结
		强制选择模式	扩展的匹配问题
			脚本一致性测试
			综合拼图测试
			基于案例的推理测试
操作表现 （在对标准病例分析的每一步中进行推理）	标准模拟格式		用标准病人进行临床检查
			患者评估和管理检查
实际表现 （对真实病例进行推理）	口头形式		图表刺激的回忆和基于案例的讨论
			标准化的口头测试，临床评估练习

4. 临床思维的教学

由于没有系统化的理论，临床思维的教学缺乏理论指导，故医学教师无法系统性地讲授临床思维，只能按照自己的理解开展教学活动。

1）减少临床诊断错误的建议

根据可能产生的临床诊断错误（见表 6-3），研究者提出了临床思维教学的 12 条建议，包括最大限度地学习病例、通过主动查找信息最大限度地减少遗漏错误、利用病理生理学知识进行诊断、利用流行病学进行诊断等。

表 6-3　临床诊断错误

临床诊断过程及可能产生差错的位置和原因
收集数据
↓ ← 疏忽遗漏
提出假设
↓ ← 基于知识的错误
验证和确认假设
↓ ← 基于规则的错误
反思/解释
↓ ← 基于知识和规则的错误与偏见
诊断

2）基于病例的临床推理学习

基于病例的临床推理（Case Based Clinical Reasoning，CBCR）教学最早于 1992 年由荷兰的阿姆斯特丹大学学术医学中心设计，随后在荷兰的阿姆斯特丹大学、阿姆斯特丹自由大学、莱顿大学和鹿特丹大学推广应用，并推广开来。

CBCR 是通过模拟或者重现病例场景组织学生讨论的教学方法。该方法通过对病例的分析，将课堂知识与临床病例的实际诊断过程结合起来，让学生适应从书本到病例的转换，加深对课堂教学内容的理解和掌握。CBCR 的关键在于如何分析病例。该方法可能存在的问题是，如果分析每个病例的指导方法不同，那么学生还是抓不住思考要点，不能掌握适用于每个病例的原则性纲领。

3）基于问题的学习

基于问题的学习（Problem Based Learning，PBL）理念在于学习者首先提出问题，并在解决问题的过程中主动学习以达到较好的效果。研究显示，PBL 的教学效果低于预期。对于 PBL 而言，提出问题是解决问题的前提，面对复杂的患者信息，怎样提出有针对性的问题比解决问题更重要，但 PBL 理论本身没为如何提出有针对性的问题提供指导。PBL 是对学习方式的改变，并未对临床思维理论本身有深入的探究，对形成临床思维的帮助有限。

4）基于疾病脚本的学习

通过总结疾病的关键临床特征形成"疾病脚本"，医生在临床实践中将患者的疾病特征与疾病脚本中的临床特征进行对比来形成诊断。脚本的内容和形式与临床经验有一定程度的相似性，但常见的误诊原因正是医生个人的经验性直觉判断。

5. 目前临床思维理论存在的问题

（1）从临床思维理论的发展和现状可以看出，虽然目前临床思维研究方向较多，但总体呈碎片化状态，医学教师难以系统化地把握临床思维理论和方法，从而不能系统化地讲授临床思维理论和技术，导致学生不能掌握相应的知识和技能。

（2）临床思维是融入临床诊疗过程中的内容。在前述的诊疗流程中，对临床信息的解读、检查项目的确定、对各种检查结果的解读和综合判断、治疗策略和具体措施的确定等环节是医生运用医学知识的逻辑思维过程，是临床思维的具体外在体现。但是，目前的临床思维理论不能契合这一实际工作流程，对于临床思维的逻辑模式和逻辑内容，如何寻找诊查方向、如何综合分析临床检查检验结果、如何制定适宜的治疗策略等临床诊疗的关键问题不能给予实质性的指导。

（3）目前医学院的教学是以人体系统为主线的知识整合，而临床信息往往涉及多个系统，这就需要把各个系统的知识整合起来。如何整合各个系统的知识、如何整合基础与临床知识，是临床思维理论需要回答的实际技术问题。

结合前述临床诊疗必须回答的问题可以发现，现有的临床思维理论均不能契合临床诊疗过程来回答必须回答的问题，缺乏对临床诊疗的实际指导意义，更罔谈临床推理模式的可解释性和可通用性。因此，临床思维理论建设亟待加强。

 小结

CDSS 的角色和任务决定了它辅助临床诊疗的基础是采用符合临床思维的逻辑模式。换言之，CDSS 的算法逻辑应该是对临床思维逻辑模式的模拟，以帮助临床医生对临床信息进行解读、分析与综合，这样才能避免前述诸多种类 CDSS 的失败，从而成为一个医护人员认可的、有实际应用价值的、可解释的、可通用的 CDSS。因此，临床思维理论对 CDSS 的建设具有很强的实际指导意义，关乎 CDSS 的顶层设计和技术实现。

　　一个可行的临床思维理论应契合临床诊疗过程，有明确的研究内容（基础和临床医学知识、症状、体征、异常检查结果、检查技术的选择），符合医学知识内在逻辑，能够回答临床诊疗必须回答的问题，这样才能逻辑清晰、内容明确，对临床诊疗过程和 CDSS 的建设有实际的指导作用。

参考文献

[1]　BARROWS H S, TAMBLYN R M. Problem Based Learning: An Approach to Medical Education [M]. New York: Springer, 1980.

[2]　万学红，卢雪峰. 诊断学[M]. 9 版. 北京：人民卫生出版社，2018.

[3]　BOWEN J L. Educational Strategies to Promote Clinical Diagnostic Reasoning[J]. New England Journal of Medicine, 2006, 355(21):2217-2225.

[4]　曾勇，鲁映青. 论临床思维概念[J]. 医学教育探索，2005，4(1):46-48.

[5]　CHISHOLM C D, WEAVER C S, WHENMOUTH L, et al. A Task Analysis of Emergency Physician Activities in Academic and Community Settings[J]. Annals of Emergency Medicine, 2011, 58(2):117-122.

[6]　GRABER M L, GORDON R, FRANKLIN N. Reducing Diagnostic Errors in Medicine: What's the Goal? [J]. Academic Medicine, 2002, 77(10):981-992.

[7]　LEAPE L, BRENNAN T, LAIRD N, et al. The Nature of adverse Events in Hospitalized Patients: Results of the Harvard Medical Practice Study II [J]. The New England Journal of Medicine, 1991, 324(6): 377-384.

[8]   KEENEY R. Personal Decisions Are the Leading Cause of Death[J].
         Operations Research, 2008, 56(6): 1335-1347.

[9]   GRABER M L, FRANKLIN N, GORDON R. Diagnostic Error in Internal
         Medicine[J]. Archives of Internal Medicine, 2005, 165(13): 1493-1499.

[10]   刘锋，董丽华，龚守良，等. 从临床误诊率看诊断学教学改革的必要性[J].
         中国高等医学教育，2002(6): 38-39.

[11]   GUNDERSON C G, BILAN V P, HOLLECK J L, et al. Prevalence of
         Harmful Diagnostic Errors in Hospitalised Adults: a Systematic Review and
         Meta-analysis [J]. BMJ Quality & Safety, 2020, 29(12): 1008-1018.

[12]   TEHRANI A S S, LEE H W, MATHEWS S C, et al. 25-year Summary of
         US Malpractice Claims for Diagnostic Errors 1986-2010: An Analysis from
         the National Practitioner Data Bank [J]. BMJ Quality & Safety, 2013, 22(8):
         672-680.

[13]   BERWICK D M, HACKBARTH A D. Eliminating Waste in US Health
         Care[J]. the Journal of the American Medical Association, 2012, 307(14):
         1513-1516.

[14]   DJULBEGOVIC B. A Framework to Bridge the Gaps between Evidence-
         based Medicine, Health outcomes, and Improvement and Implementation
         Science[J]. Journal of Oncology Practice, 2014, 10(3):200-202.

[15]   CASSEL C K, GUEST J A. Choosing Wisely: Helping Physicians and
         Patients Make Smart Decisions about Their Care [J]. the Journal of the
         American Medical Association, 2012, 307(17): 1801-1802.

[16]   COOPER N, BARTLETT M, GAY S, et al. Consensus Statement on the
         Content of Clinical Reasoning Curricula in Undergraduate Medical
         Education[J]. Medical Teacher, 2021, 43(2):152-159.

[17]   TEN CATE O, CUSTERS E J F M, DURNING S J. Principles and Practice
         of Case-based Clinical Reasoning Education: A Method for Preclinical

Students [M]. Berlin: Springer, 2018.

[18]　BALOGH E P, MILLER B T, BALL J R. Improving Diagnosis in Health Care [M]. Washington DC: National Academies Press, 2015.

[19]　ELSTEIN A S, SHULMAN L S, SPRAFKA S A. Medical Problem Solving: An Analysis of Clinical Reasoning [M]. Cambridge, MA: Harvard University Press, 1978.

[20]　BARROWS H S, NORMAN G R, NEUFELD V R, et al. The Clinical Reasoning of Randomly Selected Physicians in General Medical Practice[J]. Clinical and Investigative Medicine, 1982, 5(1):49-55.

[21]　GILL C J, SABIN L, SCHMID C H. Why Clinicians Are Natural Bayesians [J]. British Medical Journal, 2005, 330 (7499):1080-1083.

[22]　KAHNEMAN D.Thinking, Fast and Slow [M].London: Penguin Books, 2012.

[23]　CROSKERRY P. Clinical Cognition and Diagnostic Error: Applications of a Dual Process Model of Reasoning[J]. Advances in Health Sciences Education Theory and Practice, 2009, 14: 27-35.

[24]　CROSKERRY P, NIMMO G. Better clinical decision making and Reducing Diagnostic Error [J]. Journal of the Royal College of Physicians of Edinburgh, 2011, 41: 155-162.

[25]　SCHMIDT H G, RIKERS R M. How Expertise Develops in Medicine: Knowledge Encapsulation and Illness Script Formation[J]. Medical Education, 2007, 41 (12):1133-1139.

[26]　MILLER G E. The Assessment of Clinical Skills Competence Performance[J]. Academic Medicine, 1990, 87(7): 63-67.

[27]　TRIMBLE M, HAMILTON P. The Thinking Doctor: Clinical Decision Making in Contemporary Medicine[J]. Clinical Medicine Journal, 2016, 16(4): 343-346.

[28] RENCIC J. Twelve tips for Teaching Expertise in Clinical Reasoning[J]. Medical Teacher, 2011, 33(11):887-892.

[29] 纵单单，罗俊，诸兰艳. 基于案例的综合讨论在诊断学临床思维教学中的效果及评价[J]. 中国继续医学教育，2023，15(2):19-24.

[30] BARROW H S, TAMBLYN R M. Problem-based learning. An Approach to Medical Education [M]. New York: Springer, 1980.

[31] DOLMANS D, GIJBELS D. Research on Problem-based Learning: Future Challenges[J]. Medical Education, 2013, 47(2):214-218.

第 7 章

逻辑型临床思维理论

医学院校的基本任务是培养会看病的毕业生，而会看病体现在掌握知识和运用知识的能力上。临床思维包含运用医学知识的逻辑模式和逻辑内容，关乎医学毕业生的岗位胜任力，其重要性日益凸显。临床思维的理论研究也成为医学教学研究的热点。

通过对目前临床思维理论的回顾与分析，现有的临床思维理论不能契合临床诊疗过程来回答必须回答的问题，缺乏对临床诊疗的实际指导意义，更罔谈对 CDSS 建设的指导。

出于医学教学对临床思维理论建设的强烈需求，以及有实际应用价值的 CDSS 需要临床思维理论指导的客观要求，本章介绍临床思维理论研究的新进展——逻辑型临床思维理论。

7.1 医学研究的内容

医学领域学科门类众多，涉及的知识浩如烟海，如想找出其中的逻辑和规律，必须进行哲学的反思。从前述"医学哲学的历史回顾"中对西方医学发展史的回顾可以看出，虽然医学学科的门类和知识令人眼花缭乱，但终究研究的是人体各个层次的结构和相应的功能。

在人体结构上，从大体解剖到器官、组织、细胞乃至分子层面都有其相对应的功能。令人眼花缭乱的是对结构和功能开展研究的技术及其成果，每项技术都是一个科学技术领域。例如，仅仅显微镜技术就可分为偏光显微镜、电子显微镜、数码显微镜；蛋白质分析技术包括蛋白质的含量、纯度、分子量、氨基酸组成和空间结构分析等技术，每项技术的研究成果都是一个广阔的科学知识领域。加之随着理念和技术发展而兴起的融合多种技术手段的组学研究，如基因组学、蛋白质组学、代谢组学、脂类组学、免疫组学等，更加丰富了医学学科的分类和知识的积累。临床医学也随着研究技术的发展在不断进步，创新出了如微创手术技术、血管内支架、达芬奇手术机器人、重离子治疗等技术。

面对纷繁变化的医学领域，每个从业者都必须具备哲学反思的基本素质，以透过表象看到本质。这一本质在医学研究内容上的反映就是，医学研究的是人体的结构及其功能。这一哲学性反思对临床医生尤其重要，因为它可以帮助临床医生在面对复杂病情时把握理解和判断的基础、组织已有的知识，为面对的困难提供思维和知识的强大支撑。

当然，随着医学的发展，医学模式从"生物学模式"转向心身医学的"社会—心理—生物医学模式"。该模式研究的是社会因素导致心理变化而导致的器官结构病变或功能障碍。目前的研究显示，心理变化对躯体的主要作用机制是，通过自主神经系统、神经内分泌系统和免疫系统三个途径对人体产生影响。因此，心理变化对身体的作用点也是身体的结构和功能，从身体的结构和功能来理解疾病也能为心身疾病找到线索、提供帮助。此外，对心身疾病的深入研究必将涉及情绪状态的产生机制，进而涉及更为本质和颇具哲学意味的意识的产生机制、意识与身体相互关系的研究等，该领域尚在不断探索当中。

7.2　人体客观因果逻辑规律

　　人体是一个各结构相互协调配合的复杂精密系统，有其特殊的内在逻辑机制。我们从一个简单但体现本质的举例开始。

　　每个人都知道在世者与离世者之间的差别（见表7-1）。在世者可以吃饭、说话、思考、行动等，而离世者只能静静地躺在那里接受在世者的瞻仰和祭奠。当我们把这种差别概念化总结起来，可以发现，在世者与离世者都具备身体结构，他们的根本差别在于"有没有诸如吃饭、说话、思考、行动这样的功能"。

表 7-1　离世者与在世者的差别

结构	功能	身体状态
有	—	离世者
有	有	在世者

　　这一差别可以概念化为：

　　　　身体结构→（执行）身体功能→（体现）身体状态

　　这种结构决定功能、功能依赖结构的结构—功能之间的因果关联已成为医学界的共识。自2007年起，在美国国家科学基金会主办的三次生物学概念评估会议中，生物的因果性机制及结构—功能的关系被确定为生理学核心原则。①生物的因果性被确定为，生物是因果机制性的，其功能可以通过描述存在的因果关系来解释。②结构—功能的关系被确定为，结构和功能（从分子水平到器官系统水平）是内在联系的，细胞、组织或器官的功能由其结构决定。在临床中，疾病状态下的结构—功能因果关系逻辑链条"异常结构变化（病理变化）→（导致）异常功能变化（病理生理机制）→（引起）临床表现（异常结构、功能变化的外在表现）"已成为医护人员的内在常识并应用于临床。研究显示，从因果关系的角度分析，可对临床病例有更合乎逻辑的类似专家的理解和行为。

这一描述身体结构、功能和状态的因果逻辑链条即不以人的意志为转移的人体客观因果逻辑规律（见表 7-2）。它有两种具体表现形式：健康人和病人（见表 7-3）。

表 7-2　人体客观因果逻辑规律

结构		功能		身体状态
身体结构	→	（执行）身体功能	→	（体现）身体状态

表 7-3　人体客观因果逻辑规律的两种表现形式

表现形式	结构		功能		身体状态
	身体结构	→　（执行）身体功能		→	（体现）身体状态
健康人	正常的结构		正常的功能		健康状态
病人	异常结构变化（病理变化）		异常功能变化（病理生理机制）		临床表现（异常结构、功能变化的外在表现）

7.3　人体客观因果逻辑规律与医学知识

上述逻辑链条中的人体结构与人体功能的知识内容均属于基础医学课程。人体从一个受精卵开始不断发育成长，终成一个完美的人体。在这一过程中，细胞的分裂、组织的出现、器官和系统的形成是组织胚胎学研究的内容。在这一过程中，哪些内在的或外在的致病因素可对组织胚胎的发育造成影响也在组织胚胎学的研究范围之内。这一课程使医学生对人体的发生发展及其变异建立了初步的概念和理解。解剖学及其实验操作使医学生对已经成熟的人体结构建立概念和理解，为临床实践奠定人体结构的知识基础。从大体解剖、器官、组织、细胞到蛋白质，这一系列结构的存在均源于基因分子的表达。通过分子生物学，人们可以从分子水平了解人体结构的源头。人体的结构如何发挥正常的功能使人体的生命力得以体现，是生理学、生物化学、分子生物学、免疫学、内分泌学等学科研究的内容。

当人体各个器官的结构和功能指标处于正常范围时，医生可以判断人体处于健康状态（健康人）。根据"人体结构→功能→身体状态"这一人体客观逻辑，列出如下健康状态时的逻辑链条：

正常人体结构→（执行）正常生理功能→（体现）健康状态

按照上述逻辑链条和前文所述，正常人体结构、正常功能及其相对应的基础医学课程列表如表 7-4 所示。

表 7-4　健康状态人体基础医学课程

正常人体结构 → 正常生理功能 → 健康状态		
人体结构层次	人体结构课程	人体功能课程
系统解剖	系统/局部解剖学	生理学
局部解剖	免疫学	免疫学
	内分泌学	内分泌学
组织	组织学与胚胎学	组织学与胚胎学、生理学
细胞	医学细胞生物学	医学细胞生物学、生物化学、生理学
分子	分子生物学	分子生物学、生物化学

当人体处于疾病状态时，往往存在外源性（如外伤、细菌、病毒、寄生虫等）或内源性（如基因变异、过度免疫反应等）致病因素，导致人体结构在不同层次上发生病理性变化。医学微生物学和人体寄生虫学阐述了人体外部环境中常见的致病因素，免疫学、内分泌学、分子生物学等学科揭示了内源性致病因素。

当人体在内、外致病因素影响下发生病理变化时，病变的人体结构仍然执行其功能，此时称为病理生理功能。病理变化和病理生理的效果积累到一定程度必然会引发临床症状和体征，使人体处于疾病状态（病人）。因此，临床表现（症状、体征）是病理变化及其病理生理过程的结果，病理变化通过病理生理与临床表现建立了符合人体客观规律的因果逻辑对应关系：

　　病变的人体结构 → 病理生理功能→ 疾病状态（症状、体征）

上述人体处于健康状态和人体处于病理变化状态均符合"人体结构→功能→身体状态"这一人体客观逻辑规律。与前述一样，病变的人体结构与病理生理功能的知识内容均属于基础医学课程，与之相关的基础医学课程如表7-5 所示。

表 7-5　病变人体基础医学课程

病变的人体结构 → 病理生理功能 → 疾病状态（症状、体征）		
人体结构层次	人体结构课程	人体功能课程
系统解剖	系统/局部解剖学、病理学	病理生理学
局部解剖		
组织	组织学与胚胎学、病理学	组织学与胚胎学、病理生理学
细胞	医学细胞生物学、病理学	医学细胞生物学、生物化学、病理生理学
分子	分子生物学、分子病理学	分子生物学、生物化学、病理生理学

"人体结构→功能→身体状态"这一归纳性因果逻辑链条符合人体客观逻辑规律，也反映了基础医学知识的内在逻辑关联，与之相关的基础医学课程如表7-6 所示。

表 7-6　人体因果逻辑链条及相关基础医学课程

人体结构 → 功能 → 身体状态		
人体结构课程	人体功能课程	身体状态
系统/局部解剖学、组织学与胚胎学、免疫学、内分泌学、医学细胞生物学、分子生物学、病理学	生理学、组织学与胚胎学、免疫学、内分泌学、医学细胞生物学、生物化学、分子生物学、病理生理学、药理学	症状、体征、临床检查检验结果

明确正常的人体结构转变为病变的人体结构的原因、明确正常人体功能转变为病理生理功能的原因的过程即诊断；纠正病变的人体结构至正常的人体结构、纠正病理生理功能至正常的人体功能的过程即治疗。

7.4 基础医学知识与临床医学知识

由于人体结构和功能存在"人体结构→功能→身体状态"这一客观规律，对人体状态（正常、疾病）的判断均来自对人体结构和功能是否正常的判断，判断的依据是各个具体的检查、检验指标。例如，属于人体结构的指标有骨骼的物理特性（长短、粗细和连续性）、血液各组分的比例；属于人体功能的指标有体温、脉搏、心率等。在临床中需要不同的技术对上述诸多有关人体结构和人体功能的指标进行测量，并根据基础医学知识对测量结果进行判断，以确定人体的状态（正常、疾病）。在临床诊断和治疗工作中使用到的各项对人体结构和人体功能的检查技术，设备的原理、使用方法、适用范围，治疗原理、技术及其适应证、禁忌证等即临床医学知识（见表7-7）。因此，临床医学知识可按照"人体结构→功能→身体状态"这一归纳性因果逻辑链条分为人体结构知识和人体功能知识两大类。

表 7-7　临床医学知识

人体结构知识	人体功能知识
人体结构检查、治疗技术，设备原理、使用方法和适用范围，人体结构治疗原理、技术及其适应证、禁忌证	人体功能检查、治疗技术，设备原理、使用方法和适用范围，人体功能治疗原理、技术及其适应证、禁忌证

临床常用的人体结构检查技术有磁共振成像（Magnetic Resonance Imaging，MRI）、电子计算机断层扫描（Computed Tomography，CT）、X线片、B超、细胞学病理检查、基因突变检测等。人体功能检查技术有肝功能检查、肾功能检查、心电图检查、肌电图检查等。也有些技术融合了结构和功能检查，如超声心动图，既可检查心脏解剖又可检查心脏泵血功能；正电子发射计算机断层扫描（Positron Emission Computed Tomography，PET-CT），

根据细胞代谢功能的特点检查是否存在结构异常。

治疗技术也可按照人体结构和人体功能分为两大类：通过物理手段纠正人体结构异常从而纠正人体功能异常的外科、通过药物手段纠正人体结构和人体功能异常的内科。由于现代医学临床分科细化，每个大类技术里面又分出众多专科治疗技术。随着医学技术的发展，外科逐渐微创化以减少医源性结构异常；同时，功能异常往往源于结构异常，单纯的药物手段不能从根本上解决结构异常问题，因此有内科外科化的趋势。

7.5　逻辑型临床思维推理模式

前文提到，在"人体结构→功能→身体状态"这一客观规律性的逻辑链中，明确正常的人体结构转变为病变的人体结构的原因的过程，以及明确正常人体功能转变为病理生理功能的原因的过程即为诊断。

在"病变的人体结构→病理生理功能→疾病状态（症状、体征）"逻辑链中，决定疾病状态（症状、体征）的是病变的人体结构及其病理生理。因此，想要找出病因、做出正确诊断，就必须应用临床医学知识对人体结构和功能进行检查，并根据基础医学知识对有关人体结构和人体功能的检查、检验结果进行解读和判断。

找出的人体结构病理变化是不是真正的病因，还要按照"人体结构→功能→身体状态"这一客观逻辑规律进行验证（检验诊断是否正确），即能够用合理的医学知识解释发现的病理变化、病理生理、临床表现（症状、体征）之间的内在因果逻辑关联，建立起符合人体客观逻辑规律"病变的人体结构→病理生理功能→疾病状态（症状、体征）"的因果逻辑链条。

例如，患者，男性，右下腹痛 2 小时伴发热。体检右下腹压痛、反跳痛（+）。病理变化阑尾炎（病因）可解释患者上述全部症状、体征。因为阑尾部炎症可刺激局部产生疼痛、压痛、反跳痛，又可因机体炎症反应引起发热，病理变化（阑尾炎）、病理生理和临床表现（右下腹痛、压痛、反跳痛、发热）之间可以建立起符合人体客观规律"病变的人体结构→病理生理功能→疾病状态（症状、体征）"的因果逻辑链条。根据因果逻辑链条，该患者患阑尾炎是正确的诊断。将该患者诊断为颅骨骨折为错误诊断，因为颅骨骨折与右下腹痛、右下腹压痛、反跳痛不存在医学知识上的逻辑关联，不能够建立"病变的人体结构→病理生理功能→疾病状态（症状、体征）"的因果逻辑链条。再如，一个单纯性龋齿引发牙疼的患者不能被诊断为癫痫，一个单纯性癫痫患者不能被诊断为下肢骨折，因为这两个诊断不能用合理的医学知识解释其病理变化与病理生理以及和临床表现（症状、体征）之间的联系，不能够建立"病变的人体结构→病理生理功能→疾病状态（症状、体征）"的因果逻辑链条来解释病情。

上述诊断中综合应用基础医学知识和临床医学知识，并用"病变的人体结构→病理生理功能→疾病状态（症状、体征）"这一符合人体客观规律的因果逻辑链条进行诊断推理的思维方式即逻辑型临床思维。其具体应用步骤是：

（1）应用临床医学知识对症状涉及部位的人体结构和人体功能进行检查。

（2）应用基础医学知识对人体结构和人体功能的检查结果进行解读和判断。

（3）将发现的人体结构的病理变化与发现的病理生理按照符合人体客观规律的因果逻辑链条"病变的人体结构→病理生理功能→疾病状态（症状、体征）"进行因果逻辑关联以解释病情，如果能够合理地解释病情，则诊断正确；反之则诊断错误，需要进一步诊查。

其技术特点是：

（1）逻辑型临床思维对病情的诊查技术和判断标准来自临床思维知识体系，符合医学知识之间的内在逻辑关联。

（2）应用诊查结果进行诊断性推理的模式来自"人体结构→功能→身体状态"这一人体客观规律衍生出的"病变的人体结构→病理生理功能→疾病状态（症状、体征）"因果逻辑链条。

（3）思维推理各步骤得到临床证据和医学知识支持，符合循证医学的内在要求。

其思维模式特征是：

（1）临床诊断思考方向（临床表现相关的人体结构、人体功能）明确。

（2）思维逻辑（人体结构→功能→身体状态）清晰、合理。

7.6　应用逻辑性临床思维理论分析病例

主诉：发热伴咳嗽 10 天，咳嗽加重 2 天。

现病史：患者，女性，46 岁。10 天前因受凉出现发热，体温 37.5℃，伴咳嗽，咳白色黏痰，活动时胸闷、气短、乏力。当地诊所诊断为感冒，给予口服药物治疗（具体不详）。8 天后体温下降，咳嗽、胸闷感加重，至县医院胸部 CT 发现"右肺下叶斑片状阴影，肺门及纵隔内多发性结节，心包增厚，左侧胸膜局部增厚钙化"。

既往史：患者 40 天前因腰椎间盘突出症于当地县医院手术治疗（具体不详），术后卧床 1 月，近 20 天发现左下肢水肿未治疗。

个人史、家族史、婚育史无异常。

病史分析：患者 10 天前因发热伴咳嗽、咳痰就诊，以感冒为诊断结果进行治疗，8 天后发热缓解，表明针对上呼吸道感染治疗有效。患者咳嗽加重，说明咳嗽症状非感冒引起，另有原因。根据生理学知识，咳嗽是呼吸系统的一种防御机制，可以将呼吸道异物或分泌物排出体外。其生理机制是延髓咳嗽中枢受到来自耳、鼻、咽、喉、气管、胸膜等感受器的刺激后发出神经信号传向支配咽肌、膈肌和其他呼吸肌的运动神经（喉返神经、膈神经和脊神经），多部位共同完成咳嗽的动作。咳嗽的形成过程包括很多环节，每个环节涉及很多人体结构（见表 7-8），在体格检查中须重点检查。

表 7-8 咳嗽相关人体结构

外周感受器官	呼吸道、肺、胸腔、胸廓
中枢处理器官	延髓咳嗽中枢、传出神经

当地医院胸部 CT 显示肺部、纵隔、心包多处病变，须进一步明确这些人体结构的病变性质。

患者 40 天前行腰椎间盘突出症手术后出现左下肢水肿。根据解剖学和生理学知识，人体组织间隙有过多的液体积聚使组织肿胀，称为水肿。水肿可分为全身性水肿和局部水肿。从生理角度讲，进入组织间隙的液体来自血液，相关环节涉及血压、血液中水的排出情况、血液渗透压、组织渗透压、毛细血管通透性等多种因素。患者为左下肢局部水肿，因此须对左下肢血管、组织情况重点检查。

体格检查：体温 36.6℃、心率 108 次/分、呼吸 25 次/分、血压 100/70mmHg。神志清，高枕位，呼吸急促，三凹征（−），推入病房。右下肺语颤偏弱，叩诊偏浊音，可闻及散在湿啰音，未闻及胸膜摩擦音。心率 108 次/分，律齐，P2>A2，各瓣膜听诊区未闻及杂音。左下肢凹陷性水肿。后腰部约 5cm 手术瘢痕愈合良好，余无异常发现。

体格检查结果分析：查体患者心率稍快，律齐，P2>A2。根据解剖学及生理学知识，P2 为舒张期肺动脉瓣音，A2 为舒张期主动脉瓣音。正常情况下，成人 A2 与 P2 无明显区别。根据病理学及病理生理学知识，P2>A2 是肺动脉高压的表现。表 7-9 列出与肺动脉压力相关的人体结构，须进行设备辅助检查以明确其解剖状况。适用的技术设备有心电图、超声心动图、胸部 CT 和肺动脉造影。

表 7-9　肺动脉压力相关人体结构

医学检查指标	相关人体结构
肺动脉压力	右心室、肺动脉、肺部血管、肺静脉、左心室

患者肺部体征明显：呼吸急促，右下肺语颤偏弱，叩诊偏浊音，可闻及散在湿啰音。右下肺部体征与外院 CT 结果"右肺下叶斑片状阴影"相互印证，其因果逻辑链条为右下肺肺泡内炎性渗出（湿啰音），局部肺炎可导致胸腔局部积水（语颤偏弱，叩诊偏浊音）。

外院 CT 发现"肺门及纵隔内多发性结节，心包增厚，左侧胸膜局部增厚钙化"，肺门、纵隔、心包、左侧胸膜病变性质不明，待胸部 CT 完成后再行判断。

左下肢局部凹陷性水肿，根据解剖学和生理学知识，须重点检查左下肢血管、组织情况。适宜的检查技术有左下肢血管超声检查。

辅助检查结果：

血、尿、便三大常规正常，肝功能、肾功能正常。

心电图：心率 108 次/分，窦性心动过速。肢导联Ⅱ、Ⅲ、aVF T 波低平，V5、V6 ST 段压低。

胸部 CT 平扫及增强报告：双侧肺动脉主干及其分支、右侧锁骨下静脉内栓塞。

左下肢血管彩超报告：动脉正常，左侧股总静脉不完全闭塞，左侧腘静脉完全闭塞。

辅助检查结果分析：患者体温、血常规正常，未提示炎症反应。体格检查发现，根据右下肺湿啰音、语颤偏弱、叩诊偏浊音肺部体征做出的右下肺炎症判断错误，结合外院 CT 发现（右肺下叶斑片状阴影，肺门及纵隔内多发性结节，心包增厚，左侧胸膜局部增厚钙化）为广泛性肺内改变，须进一步检查，判明肺部病变性质。拟行右下肺支气管镜检查。

根据解剖学、生理学及心电图原理，肢导联 Ⅱ、Ⅲ、aVF 对应的心脏部位是心脏下壁，此处主要由右冠状动脉供血。胸导联 V5、V6 对应的心脏部位是心前壁，由冠状动脉左前降支供血。心电图上 ST 段及 T 波代表心脏除极结束后的复极过程。T 波低平、ST 段压低均提示导联对应的心脏部位存在缺血或心肌坏死的可能。根据解剖学知识，组织的血液灌注相关因素包括该组织的供血动脉本身、动脉流入血量、流出静脉本身、静脉流出血量。须明确心脏供血情况。

胸部 CT 平扫及增强发现双侧肺动脉主干及其分支肺动脉栓塞，与体格检查中 P2>A2 相互印证。肺动脉栓塞造成肺动脉血流不畅，引起肺动脉高压。同时，肺动脉血流不畅，经肺静脉回流到左心房的血量减少，可造成左心室泵出血量减少，流入冠状动脉的血量减少，引起心肌细胞缺血。因此，肺动脉栓塞可解释心电图检查结果。

胸部 CT 平扫及增强发现右侧锁骨下静脉内栓塞，表明血栓来自体循环。同时，左下肢血管彩超报告左侧股总静脉不完全闭塞，左侧腘静脉完全闭塞，提示血栓来自左下肢深静脉。结合患者 40 天前腰椎手术后卧床 1 个月后出现左下肢水肿的病史，可知患者长久卧床，引发形成左下肢深静脉血栓。

至此，可形成"病变的人体结构→病理生理功能→疾病状态（症状、体征）"因果逻辑链条解释病情（见表 7-10）。据此诊断行溶栓治疗，患者呼吸困难症状改善，心电图转为正常。右下肺纤维支气管镜检查发现右肺下叶支气管肺癌（低分化癌）。

表 7-10　病情解析

病变的人体结构 → 病理生理功能 → 疾病状态（症状、体征）		
诱因：腰椎手术后长久卧床 病理变化：左下肢深静脉内血栓形成	左下肢深静脉内血栓形成→局部组织静脉压升高→局部组织淤血→水肿	左下肢水肿
	左下肢深静脉内血栓部分脱落→随体循环进入上下腔静脉部分血栓进入右心房→经左心房进入肺动脉→肺动脉栓塞→肺动脉高压→有效气体交换血量下降	P2>A2 咳嗽、闷气感加重
	肺动脉栓塞→肺静脉内血量下降→左心室泵出血量下降→心脏前下壁缺血	肢导联 Ⅱ、Ⅲ、aVF T 波低平，V5、V6 ST 段压低

该患者最终诊断：腰部椎间盘突出手术后，左下肢深静脉血栓、右锁骨下静脉血栓、双侧肺动脉主干及其分支血栓、肺动脉高压、右肺下叶支气管肺癌（低分化癌）。

处理：溶栓治疗、缓解心肺症状后转肿瘤科治疗。

7.7　临床常见症状分析举例

根据人体客观因果逻辑规律对临床症状、体征进行解读，有利于对临床信息的解读、分析和判断。在此对几个临床常见症状和体征进行示范性解读，以供参考。

1. 发热

多种不同原因致人体产热大于散热，使体温超出正常范围即发热。发热是临床常见症状，按热度高低将发热分为低热（37.3～38℃）、中等度热（38.1～39℃）、高热（39.1～41℃）及超高热（41℃以上）。要明确发热的病因，首先要明白发热的生理机制。

有生命的人体在不停地进行营养物质代谢的过程中，释放的化学能的 50%

以上直接转变为热能，其余的化学能荷载于 ATP 等高能化合物的磷酸键上，经过转化利用，最终大部分也变成热能。产生的热能一部分用于维持体温；另一部分经血液传递至体表，通过辐射、出汗、传导等多种方式散发到体外。在这一系列过程中，位于下丘脑的体温调节中枢接收外周和中枢温度感受器的信号对体温进行调节。

发热涉及细胞代谢调节、体温中枢功能、表皮血流量等诸多因素。根据逻辑型临床思维理论，发热是结果，其因果逻辑链条如表 7-11 所示。

表 7-11　发热的因果逻辑链条

人体结构	功能	临床表现
组织细胞	代谢产生热量	
外周温度感受器	感受体温	
中枢温度感受器	感受体温	发热
下丘脑体温中枢	调节体温	
体表毛细血管	散热	

影响细胞代谢水平的因素很多，如神经活动、激素、体力活动、毒素、药物、营养、情绪等。人体内外环境当中有很多物质，如细菌、毒素、淋巴因子等可直接刺激温度感受器使其对体温中枢发出刺激信号，升高体温。中枢神经疾病也可导致体温中枢功能异常造成中枢性发热。体表毛细血管的舒缩状态受到激素、神经活动、活动状态、血容量等多重因素的影响。

在临床中，发热从病因学角度可分为感染性发热和非感染性发热两大类。感染性发热的感染源有细菌、支原体、真菌、寄生虫等。非感染性发热的病因可来自上述分析中的多种因素，激素因素如甲亢，中枢神经因素如脑震荡、情绪激动等。

对发热病史和发热情况的详细了解可为诊断提供帮助。如疟疾的发热特征是间歇热，败血症的发热特征是弛张热。发热往往伴有其他症状，如寒战、淋巴结肿大、皮下出血等。

发热的病因复杂多样，须在详细了解病史的情况下仔细查体，应用临床思维知识体系找出可疑的内外部诱因及病变部位，采用适宜的诊查技术深入了解病情，综合分析。

2．咳嗽

咳嗽是呼吸系统的一种防御机制，可以将呼吸道异物或分泌物排出体外。其生理机制是延髓咳嗽中枢受到来自耳、鼻、咽、喉、气管、胸膜等感受器的刺激后发出神经信号传向支配咽肌、膈肌和其他呼吸肌的运动神经（喉返神经、膈神经和脊神经），激发多部位共同完成咳嗽的动作。咳嗽的形成过程包括很多环节，每个环节涉及很多人体解剖结构及其功能。

从咳嗽的刺激信号环节分析，接收刺激信号的解剖部位有呼吸道因素，包括鼻、咽、喉、气管、支气管、肺、胸腔等（见表 7-12），病因包括外因和内因，外因如异物吸入、药物副作用等，内因如支气管肿瘤、喉返神经刺激等。从刺激信号在中枢的处理环节分析，刺激信号的处理中枢位于延髓咳嗽中枢，外因如外伤、药物等，内因如炎症、肿瘤等，其余环节同理。

表 7-12　咳嗽的因果逻辑链条

人体结构		功能	临床表现
外周感受器	呼吸道 肺 胸腔/胸膜 胸廓	感受咳嗽刺激信号	咳嗽
延髓咳嗽中枢		处理外周感受器信号	
咳嗽中枢的传出神经		传输信号至咳嗽动作血管、肌肉	
效应器（多组咳嗽相关肌肉群）		产生咳嗽动作	

咳嗽有伴随症状，如咳痰、发热、胸痛、呼吸困难等，须完善病史和各项检查来明确病因。针对不同的环节涉及的解剖部位，要采取适宜的检查技术来明确这些部位是否存在解剖病变或功能病变，同时须了解病史及并存的

其他症状，以明确诱因、明了病情、明确诊断。例如，怀疑肺部因素导致咳嗽，适宜的检查技术为胸片、CT、支气管镜等；怀疑神经中枢病变则采用 CT 或 MRI 技术进行检查；怀疑感染引发咳嗽，可检查血常规等。

3. 胸痛

胸痛是指异常的胸部疼痛感。根据逻辑型临床思维理论，胸痛是结果，其相对应的胸部解剖部位见表 7-13。

表 7-13　胸痛的因果逻辑链条

人体结构		功能	临床表现
胸壁		可在内、外部诱因作用下发生病变并产生疼痛感觉	胸痛
胸腔/胸膜			
肺实质			
气管、支气管			
肺部大血管			
纵隔	心脏		
	大血管		
	食管		

对不同的解剖部位可采用不同的诊查技术来了解是否存在解剖或功能异常。如对胸壁、胸腔、肺、气管和支气管，可以通过望、触、叩、听技术大致了解其是否存在解剖或功能异常。对心脏的诊查可采用叩诊、听诊、心电图、超声、CT 等技术了解其结构及功能。对大血管病变，则需用 CT 造影的方式了解情况。一般来讲，CT 是一种能简单、快速、全面地了解胸部解剖正常与否的技术手段。对应每个检查出来的解剖异常，均要有相应的病理生理来解释病情，不能解释之处即需要进一步检查的方向。

疼痛的性质及放射方式也能对诊断有所帮助，如自发性气胸是撕裂样痛、心肌梗死是绞榨样痛，要获得此类信息需要详细了解病史和既往史。

胸痛的外因如外伤等，内因如主动脉夹层、自发性气胸、肿瘤等。详细了解病史可协助医生了解胸痛病因是外因或内因的可能性。

4．咯血

咯血是指喉部以下的呼吸道和肺任何部位的出血经口腔排出。咯血是上述解剖部位的异常出血，出血的实质是血液从血管破损处溢出，属于人体结构的病理变化。咯血症状相关的解剖部位见表 7-14。

表 7-14　咯血的逻辑链条

人体结构	功能	临床表现
气管 支气管 肺泡 气管、支气管血管 肺动脉、肺静脉 血液	可在内、外部诱因作用下发生结构性病变而导致出血	咯血

对呼吸道和肺实质可采用望、触、叩、听、胸片、CT 等技术了解解剖情况，对血管可采用 CT 造影的方式了解情况，初步判断肺动脉压力正常与否可采用听诊检查肺动脉瓣区。对每个解剖异常都要有相应的病理生理解释病情，不能解释之处即进一步诊查的方向。

对诱因、病因的了解可通过详细了解病史中有无外在致病因素协助判断。对于不同的内因，如炎症、肿瘤、血液病等可采用适宜的技术进行诊查。

5．呼吸困难

呼吸困难既是主观症状，即患者感到呼吸费力或空气不够；又是客观体征，表现为呼吸深度、频率的改变，辅助呼吸肌参与呼吸运动或端坐呼吸等。

呼吸的功能是摄入氧气、排出二氧化碳。呼吸中枢可通过血氧感受器察觉血氧的变化，及时调节呼吸频率和深度以维持正常的血氧水平。呼吸中枢也可接收血管张力感受器的信号做出反应调节呼吸。呼吸涉及的环节包括氧气的吸入，氧气与二氧化碳在肺泡中的交换、在血液中的运输，以及组织细胞中的气体交换、呼吸中枢的调节等（见表 7-15）。

表 7-15　呼吸困难的因果逻辑链条

人体结构		功能	临床表现
呼吸道	口腔、咽、喉、气管、支气管	维持氧气的正常获取、入血、运输、利用；维持二氧化碳的运输和排出	呼吸困难
	肺实质		
	胸腔		
血氧的运输	血液		
	心脏		
	组织细胞		
	呼吸中枢		

诊断中根据表 7-15 各环节涉及的不同解剖部位和功能采取不同的诊查技术。对呼吸道、肺、胸腔可采用 X 线片或 CT 了解解剖情况，呼吸道梗阻、肺部感染和气胸均可造成呼吸困难；血压、血常规可了解是否存在如大量失血、贫血或其他血液病；胸片、心电图、血压可了解心脏解剖和功能情况。左心衰竭会导致肺静脉回流不畅，造成肺部淤血，机体获得氧气和排出二氧化碳发生障碍；右心衰竭可造成体循环淤血，进而氧气和二氧化碳的运输发生障碍。上述情况均可导致血氧水平降低，二氧化碳浓度增加，刺激血氧感受器或呼吸中枢诱发呼吸困难。组织细胞对氧气应用困难的外因如食物或药物中毒，内因如糖尿病酮症酸中毒。神经中枢的病变如炎症、肿瘤等可直接刺激呼吸中枢诱发呼吸困难。

在这些解剖部位中，除呼吸道、肺、胸腔外，其余因素可涉及全身多个器官，在发生呼吸困难的同时往往伴有相应的其他症状。因此，须全面详细了解病史，细致体检，以全面掌握情况，综合所有信息做出正确判断。

7.8　临床常见体征分析举例

1．发绀

发绀也称紫绀，是指血液中还原血红蛋白增多，使皮肤、黏膜呈青紫色的现象。还原血红蛋白是未与氧气结合的血红蛋白。从定义中可看出，还原血红蛋白涉及两大方面内容：血红蛋白和氧气交换。血红蛋白属于血液自身的因素，氧气交换涉及肺泡中氧气交换、心功能、血液循环等多种因素（见表 7-16）。

表 7-16　发绀的因果逻辑链条

人体结构	功能	临床表现
血液 上、下呼吸道 肺 心脏 胸腔 局部血液循环	维持正常氧气获取、血氧结合与运输	发绀

血液中血红蛋白与氧气结合的能力来自血红蛋白中的二价铁（Fe^{2+}），当二价铁（Fe^{2+}）被三价铁（Fe^{3+}）取代后，失去与氧气结合的能力。这种病理变化可能是先天的，也可能是由于服用药物、中毒等，血红蛋白被硫化，产生硫化血红蛋白，丧失与氧气的结合能力。此类疾病可从病史、体检、血液检查中发现诊断线索。

上、下呼吸道通畅与否关系到氧气的获取过程是否顺利。在肺泡中的氧气交换过程涉及肺泡结构、肺部血液循环。与肺泡有关的病因包括炎症、间质纤维化、肺水肿等，以上病因均可妨碍氧气的交换。属于肺部血液循环的病因包括肺栓塞、肺淤血、肺动脉高压等。肺部血液循环病变的根本原因往往与心脏功能相关，如左心衰可造成肺淤血。除此之外，先天性心脏病，如法鲁氏四联症，引起的心肺血液循环异常造成一部分血液未进入肺循环，无法完成氧气与二氧化碳的交换，也会造成发绀。各种病因造成的心脏功能不全可导致体循环淤血发绀、心排出量减少休克性发绀等。心肺因素造成的发绀往往伴有异常的生命体征、病理性心肺体征，如听诊音异常、呼吸音异常、呼吸困难、意识障碍等。肺部炎症常伴有发热等，结合症状、体征、病史可发现诊断方向。

如发绀出现在局部肢体，则需考虑局部血液循环病变，如肢体静脉血栓、低温导致局部血液灌注下降等。根据病史、症状、体征可区别判断。

2. 淋巴结肿大

淋巴结是人体重要的免疫器官，生理状态下，淋巴结直径在0.2～0.5cm。其表面光滑，质软，与邻近组织无粘连，无压痛。淋巴结广泛分布于全身，体表淋巴结在体检时可被触及，体表淋巴结分布于头颈部、腋窝部、腹股沟、腘窝部等。淋巴结内有大量淋巴细胞聚集。在微生物感染、异物、毒素、自身代谢产物、肿瘤等因素影响下，淋巴细胞大量增生，可导致淋巴结肿大。因此，淋巴细胞大量增生涉及淋巴组织自身因素和外来因素（见表7-17）。

表7-17　淋巴结肿大的因果逻辑链条

人体结构	功能	临床表现
淋巴细胞、微生物、异物、毒素、自身代谢产物、肿瘤等	多种内、外因素导致淋巴细胞增生，异物进入淋巴结	淋巴结肿大

淋巴组织自身因素主要为淋巴瘤，可分为B细胞肿瘤、T和NK细胞肿瘤、霍奇金淋巴瘤。淋巴瘤引发的淋巴肿大常合并其他症状体征，如脾大、血象改变、淋巴细胞表面标记物改变等，淋巴结穿刺活检可确诊。

外在刺激淋巴细胞增生的因素包括微生物，如细菌、真菌、病毒等。此类患者除淋巴结肿大外，常伴有发热、局部肢体红肿热痛等炎症症状。此外，人体的肿瘤淋巴结转移也可导致淋巴结肿大（异物进入淋巴结）。须根据患者病史、症状、体征、血液检查等综合判断。

3．心脏杂音

心脏杂音是指除正常心音外，在心脏收缩期或舒张期出现的异常心音。

心音来自心脏内血流冲击、摩擦血流通道内壁、心腔内腱索震动、瓣膜活动的声音。心脏各瓣膜的听诊区：①二尖瓣区，位于心尖冲动最强的心尖区；②肺动脉瓣区，位于胸骨左缘第二肋间；③主动脉瓣区，位于胸骨右缘第二肋间；④主动脉瓣，第二听诊区，在胸骨左缘第三肋间；⑤三尖瓣区，在胸骨下端左缘第四、五肋间。根据心音产生的原理，其因果逻辑链条见表 7-18。

表 7-18 心脏杂音的因果逻辑链条

人体结构	功能	临床表现
流动的血液		
血流通道		
心肌	维持心脏正常泵血的血流	心脏杂音
瓣膜		
腱索		

心脏内血液的流动取决于心肌的收缩、血流通道情况及血液本身的情况。心肌收缩频率和强度的变化可使血流速度变化，造成心音的变化。血流通道包括心腔、瓣膜、血管。心腔解剖异常，如室间隔缺损、法鲁氏四联症、心脏黏液瘤等，造成的血流异常可导致心脏杂音。瓣膜病变，如主动脉瓣狭窄、二尖瓣关闭不全等也会导致心脏杂音。腱索牵拉瓣膜以保证瓣膜的功能，如果腱索断裂，其残端则可扰乱血流，从而造成心脏杂音。

心脏杂音的各种病因可在临床上引起如心悸、胸痛、肺淤血、血压变化等伴随症状，通过病史、症状、体征，结合心脏超声、心电图等技术手段了解心脏解剖和功能情况，有助于医生发现诊断线索。

4．胸腔积液

正常人胸腔内有少量积液，可以减少呼吸运动时胸膜的摩擦，这些胸腔积液不会被 X 线胸片或 B 超检出。生理性胸腔积液是漏出性浆液，来自壁层胸膜毛细血管内的循环血液，由脏层胸膜回收，最终汇入上腔静脉入血达到动态平衡。胸腔积液产出过多或回收过少可导致病理性胸腔积液。根据积液性质的不同，胸腔积液主要可分为以下几类：漏出液、渗出液、血液（血胸）、脂性（乳糜胸）、脓性（脓胸）。生理性胸腔积液的循环涉及胸膜、胸膜毛细血管网络、循环血液、心脏（见表 7-19）。

表 7-19　胸腔积液的因果逻辑链条

人体结构		功能	临床表现
胸膜	脏层	维持正常胸腔积液循环	胸腔积液
	壁层		
胸膜毛细血管网			
循环血液			
心脏			
心包			

胸膜的炎症、肿瘤、结核可引发渗出性胸腔积液、血性胸腔积液，同时因为炎症反应增强了毛细血管通透性，漏出性胸腔积液也会增多。当存在低蛋白血症时，循环血液的胶体渗透压降低，可使胸腔积液的产生增加。当心功能障碍造成体循环淤血时，胸膜毛细血管网络静脉压增高，导致胸腔积液回收受阻，可引发病理性胸腔积液。手术、外伤也可造成反应性胸腔积液。

胸腔积液患者大多伴有胸闷、胸痛、呼吸困难、发热、颈静脉怒张等症状，医生可结合病史、症状、体征、影像学检查、胸腔穿刺活检、细菌培养发现诊断方向。

5. 肝肿大

肝肿大是指肝脏的解剖范围超过了正常生理范围。根据临床数据，正常成人肝脏大小约为 258mm×150mm×156mm。正常成人的肝脏一般在肋缘下，不能触及，腹壁松软的瘦长体形者，深吸气时可于肋弓下触及肝下缘，但应在 1cm 以内。在剑突下可触及肝下缘，多在 3cm 以内，但腹上角较锐的瘦长体形者剑突根部下可达 5cm。如超出上述标准，为肝肿大或肝下移。此时可用叩诊法叩出肝上界，如肝上界也相应降低，肝上下径正常（成年人 9～11cm），则为肝下移；如肝上界正常或升高，则提示肝肿大。

肝脏体积扩大的原因须从肝脏本身的解剖结构中寻找。肝脏为实质性脏器，肝包膜下主要解剖结构为肝细胞及各种管道系统。流入肝脏的管道有肝动脉和门静脉，肝血供的 3/4 来自门静脉。流出肝脏的管道有汇入下腔静脉的肝静脉、胆管系统和淋巴管道。从肝脏的解剖结构可知，肝脏肿大涉及肝细胞及进出肝脏的各种液体（见表 7-20）。

表 7-20　肝肿大的因果逻辑链条

人体结构		功能	临床表现
肝细胞		维持正常肝脏大小和功能	肝肿大
入肝通道	肝动脉		
	门静脉		
出肝通道	肝静脉		
	胆管系统		
	淋巴		

就肝细胞而言，单个肝细胞体积增大或总体肝细胞数量增加均会导致肝脏体积增大，表现为肝肿大。常见的能使单个肝细胞水肿增大的病因有各种类型的病毒性肝炎。肝细胞总数的增加常见肝细胞病理性增生，如肝癌。肿大的肝脏引起肝包膜紧张，导致肝区疼痛，伴恶心、厌油等症状。针对此类患者情况，医生可从病史、症状、体征、血液检查，如肝炎指标检查发现诊断线索。

7.9　对必须回答的问题的回答

1. 问题 1：患者的病程、症状和体征指向了哪些诊查方向？医学原理是什么？

患者的病程、症状和体征会指向他们共有的身体结构，该共有结构就是诊查方向，其医学原理是人体客观因果逻辑规律。根据该客观规律，症状、体征是异常结构及其异常功能的外在表现，可按照该客观规律进行逆推理。根据一元论原则，医生可找到症状、体征的共有身体结构。作为病因，该共有结构是最有可能解释所有临床表现的因素。

2. 问题 2：患者的治疗和疗效对诊查方向提供了什么帮助？医学原理是什么？

每项治疗措施都有其针对人体结构和功能的治疗机制和原理。如果该治疗措施对患者有很好的疗效，则说明该治疗机制有效，进而可推知患者的致病机制。如果该措施对患者无效，则说明对患者的致病机制判断错误，该治疗机制不能起到作用。

3. 问题 3：怎样选择对患者适宜的诊查技术？医学原理是什么？

当确定需要诊查的身体结构后，对该结构的结构检查和功能检查均可根据检查检验技术的适应证来确定对患者适宜的诊查技术。其医学原理是人体客观因果逻辑规律指导下确定的诊查方向，以及与身体结构相适宜的检查检验的技术原理。

4. 问题 4：以什么标准对患者的诊查结果进行综合性解读？医学原理是什么？

根据人体客观因果逻辑规律，病理变化、病理生理、临床表现和异常检查结果构成一个符合疾病状态下人体客观因果逻辑规律的因果逻辑链条。对诊查结果的解读要以该逻辑链条为纲，用因果逻辑将各个症状、体征和异常检查结果相互关联，用因果逻辑解释病情。

5. 问题 5：怎样判断诊断是否正确？医学原理是什么？

正确的诊断应依照人体客观因果逻辑规律，以"病变的人体结构→病理生理功能→疾病状态（症状、体征）"的因果逻辑形式解释病情。当诊断能够解释病情时，则诊断正确，不能够解释病情时，则诊断错误，须考虑其他诊断。其理论依据是人体客观因果逻辑规律。

6. 问题 6：以什么标准制定对患者的治疗策略？医学原理是什么？

根据人体客观因果逻辑规律中正常人和病人的不同表现形式，治疗的实质是将异常的结构和异常的功能恢复到正常的结构和正常的功能，以达到治疗效果。由此可知，治疗的前提是明确患者的结构变化及其相应的病理生理变化，即明确患者"病变的人体结构→病理生理功能→疾病状态（症状、体征）"的因果逻辑链条，在此前提下，可制定出适合患者的治疗策略和治疗措施。

7.10 可解释、可通用的 CDSS 的理论基础

1. CDSS 在临床决策中的角色

CDSS（临床决策支持系统）这个名字本身已说明了其在临床诊疗中处于辅助地位，辅助的主体是临床的诊疗活动。因此，CDSS 的算法逻辑应遵循临床诊疗的医学逻辑，满足临床诊疗对因果逻辑和诸多确定性的追求，而不是以医学逻辑之外的概率论算法来指导其辅助的主体，本末倒置。

2. 可解释、可通用的含义

临床诊疗活动实行严格的的责任制，要求诊疗过程中的每一步推理都基

于证据、合乎医学逻辑。这是诊断疾病和保障临床诊疗责任制的基础。在出现问题时，可通过每一步推理的证据和逻辑来判断推理的合理性。这是可解释性的具体要求和表现，更是对 CDSS 算法特征的要求。

可通用性是指 CDSS 推理模式的泛化能力。临床科室众多，临床医师调动科室开展工作的现象极为常见，如从心内科转到呼吸科、从泌尿外科转到肾内科等。这一现象说明临床医生采用的推理模式具有适用于临床各科室的泛化能力，这就对 CDSS 推理模式的泛化能力提出了要求，也是 CDSS 能够在临床各科室推广的前提条件。

3. 可解释、可通用的 CDSS 的技术要求

正如贝叶斯网络之父朱迪亚·珀尔教授所说的，"实现智能的关键是用因果推理取代相关性推理"，CDSS 的可解释性来自其推理模式应具备的因果逻辑。

CDSS 推理模式的可通用性来自对临床诊疗所涉及的各科室医学知识和临床数据深入本质的、普遍性的认知。这一认知越深刻，越能够使 CDSS 的顶层设计符合各科室普遍性和可通用性要求。

综上所述，CDSS 的可解释性来自其推理模式应具备的因果逻辑，其通用性来自对医学知识和数据的深刻认知。因此，CDSS 应在技术上满足此二者的要求。

4. 逻辑型临床思维理论是可解释、可通用的 CDSS 构建的理论基础

逻辑型临床思维理论贴合了临床诊疗过程，可回答治疗过程中必须回答的问题，其理论基础是符合各科室普遍性和通用性要求的人体客观因果逻辑规律，各科室的医学知识和临床数据均在此客观逻辑规律的范畴之内。基于此客观规律，临床医生在诊疗过程中的推理是基于证据的因果推理，具备很好的可解释性。

基于逻辑型临床思维理论的 CDSS 的临床推理模式具有临床各科室的通用性，并且其基于因果逻辑临床推理模式的算法具有可解释性，避免了算法黑箱。该理论为可解释、可通用的 CDSS 的顶层设计和技术实现奠定系统化的认识论基础提供了方法论指导。

 小结

实现可解释、可通用的 CDSS 需要临床思维理论的指导，这就要求开发者从 CDSS 的角色和任务出发，去芜存菁，选择适宜的临床思维指导理论。

参考文献

[1]　朱一帆. 临床思维基础与方法 [M]. 北京：人民卫生出版社，2018.

[2]　杨智昉，朱一帆，吴宁. 逻辑型临床思维诊断学 [M]. 上海：上海交通大学出版社，2021.

第 8 章

逻辑型临床思维理论
对临床信息化的提示

8.1　临床数据库

20 世纪 90 年代，随着计算机应用的普及，在全世界范围内，各行各业开启了以应用计算机技术为主要特征的计算机化，推动了信息科技的发展。1992 年，美国发布了应用互联网技术的"信息高速公路计划"，引发国际信息化基础建设的大浪潮。1993 年年底，我国启动了重大电子信息工程"三金工程"（金桥、金关、金卡），以建设中国的"信息准高速国道"。随后，国内各个行业开始陆续推出各自的"金字工程"，医疗界的"军字一号"标志着我国医疗信息化的开端。

经过近 30 年的发展，我国不断推出促进医疗信息化的政策，发展至今，包含医院信息系统（Hospital Information System，HIS）、实验室（检验科）、信息系统（Laboratory Information System，LIS）、影像储存和传输系统（Picture Archiving and Communication Systems，PACS）、电子病历系统（Electronic Medical Record，EMR）等在内的信息化系统已成为医疗单位的重要工作工具。

随着医疗信息化的不断扩展和深入，医院信息系统中积累了海量的有关医院管理、患者诊疗、医生行为、药品和医疗设备应用、医疗技术等方面的临床数据。在医院信息系统内保存的海量信息经过数据整理后可为临床诊疗提供更加精准的判断标准和参考信息，为医生行为和药物使用提供更好的指导，为医院管理提供定量的数据分析，以改善临床诊疗服务质量，优化患者就医流程，完善患者个人健康档案，为医保基金的合理使用、积极应对公共卫生事件提供数据支持，为改善临床诊疗精确度与疗效的医学科研提供数据基础。

从上述需求出发，医疗机构内的海量临床数据亟待整理，以便进行有效的数据挖掘，为更深入的临床信息化和智能化服务。同时，由于信息化系统的供应商不同，各个系统之间缺乏统一的数据标准，造成院内、院间的信息孤岛现象，无法进行信息的共享，与我国"十四五"大数据产业发展规划的"医疗数据共享"不相匹配，需要进一步推动信息化发展进程以满足信息互通的要求。在上述前提下，临床数据库，或称临床数据仓库、临床数据银行，应运而生。

临床数据库在医院层面建立统一的数据接口，将不同业务系统和仪器设备中的数据进行整合、汇总、存储，以实现跨系统的医疗数据共享。临床数据库可作为覆盖全院的大数据平台，满足医护人员工作中对数据的检索查询需求，提高医院的精细化管理水平，促进医学、教育、科研等方面的可持续发展。虽然国内现有的大部分全院级临床数据库完成了医院各业务数据的物理汇聚，但数据质量仍处于原始状态，对数据的深层架构与逻辑关系尚未进行梳理，无法对原始数据进行属性操作和逻辑关联，针对现有临床数据库开展临床相关的数据分析挖掘仍具有很大困难。

8.2　可解释的临床诊疗人工智能对临床数据库的要求

临床信息化是技术手段，其目的是综合应用临床数据实现智慧诊疗，如实现诊疗过程中的诊断提示、用药提示、临床路径提示、医护专业行为监督等智能化效果。可解释的临床诊疗人工智能对临床数据的应用符合因果逻辑规律，以体现可解释的智能化效果。可解释性是目前对人工智能，尤其是医疗人工智能来自医学知识体系、临床专业技术、医疗行业和人工智能发展的刚性要求。因此，可解释的临床诊疗智能化要求对临床数据进行因果性逻辑属性归类和关联，以便实现可解释的智能化应用效果。这就对临床数据库的建设提出了对临床数据进行因果逻辑属性操作的客观要求。

8.3 逻辑型临床思维理论对建设临床数据库的提示

在医学哲学的历史回顾和论述逻辑型临床思维理论的章节中已经明确：

（1）医学知识的内容包括人体结构知识和与结构相对应的功能知识。

（2）人体结构知识与人体结构对应的功能知识之间存在因果逻辑关联，结构决定功能，功能依赖结构。

（3）症状、体征异常是结构异常与功能异常的外在表现。

上述论点与临床数据的关联在于：

为了在临床中判断患者是否患有疾病，换言之，判断患者是否存在结构异常以及与结构对应的功能异常，需要采用技术手段对人体的结构和功能进行定性、定量的检测，将检测结果与反映人体正常结构及其功能状态的正常值对比，才能确定患者是否存在异常或患有疾病。

由此可将林林总总的临床检测检验技术归纳为两大类，即人体结构检查技术（如 CT、B 超、MRI、血常规等）与人体功能检查技术（如心率、血压、肝功能、肾功能等）。各个检查技术产生的临床数据可归纳为人体结构数据与人体功能数据。

人体结构数据反映的是人体结构的状态，可用人体结构的知识进行数据产生机制的解读；人体功能的数据可用人体功能的知识进行数据产生机制的解读。对数据产生机制的解读使临床数据在数据来源层面产生结构与功能之间的因果逻辑关联，由此可以对数据进行逻辑属性操作，对多源异构数据进行符合医学逻辑的综合分析。

人体结构数据与人体功能数据在数据来源机制层面存在因果逻辑关联，对临床数据因果逻辑属性的归类可指导建设结构化临床数据库，满足临床诊疗人工智能的可解释性对数据因果逻辑属性的要求（见图 8-1）。

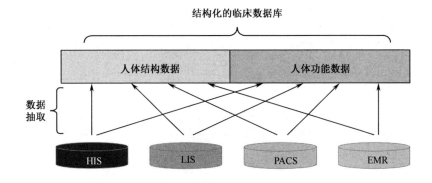

图 8-1　结构化临床数据库示意

8.4　结构化临床数据库的应用

1. 个体化应用

根据人体客观因果逻辑规律"病变的人体结构→病理生理功能→疾病状态（症状、体征）"，患者每次就医都会产生新的人体结构数据和人体功能数据，形成该患者的结构化临床数据库，进而可推导出个体化的客观因果逻辑链条。

以患者就医的时间轴为纲，可将患者的结构化临床数据库串联起来（见图 8-2），观察患者身体参数的动态变化，并根据群体统计数据预测患者的转归，指导慢病管理，为下一次就医提供数据参考和指导，改善医疗质量和医院内部管理。结构化临床数据库及由此衍生的逻辑链条库可为临床诊疗人工智能的个体化服务提供素材。

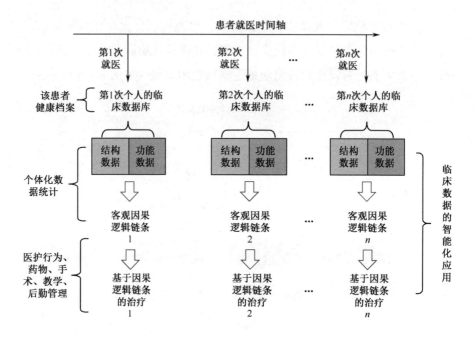

图 8-2　结构化临床数据库的个体化应用示意

2．群体化应用

整合众多患者的结构化临床数据库形成院级大数据平台。平台可根据需要对数据进行分类检索，如按照病种、年龄分类，实现对大数据中临床数据参数的统计或从管理层面进行数据统计，实现智慧医疗、智慧服务、智慧管理（见图 8-3）。

更重要的是，在因果逻辑链条前提下对因果参数进行统计分析，可增强临床诊疗人工智能诊断结果的可解释性，增强其实际指导作用，为该方向机器学习的可解释性提供理论背书和应用工具。

　　基于逻辑型临床思维理论的结构化临床数据库符合医学原理，具备适用于临床全科的顶层设计，易于被医护人员接受，数据库的结构形式和内容符合临床实际工作的需求，为临床信息化提供了新的参考。此外，在数据库的基础上，技术人员可开发诸多具备可解释性的智慧医疗服务，提高医疗服务效率和临床诊疗的准确性。

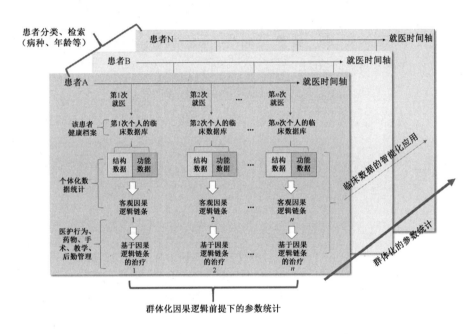

图 8-3　结构化临床数据库的群体化应用示意

小结

　　临床诊疗是临床工作的核心内容，医疗信息化、智能化也应围绕此核心开展研发。逻辑型临床思维理论阐明了临床诊疗的逻辑形式和逻辑内容，对医疗信息化、智能化具有积极的指导和参考意义。

参考文献

[1]   朱一帆. 临床思维基础与方法 [M]. 北京：人民卫生出版社，2018.

[2]   杨智昉，朱一帆，吴宁. 逻辑型临床思维诊断学 [M]. 上海：上海交通大学出版社，2021.

第 9 章

中医诊疗的人工智能

9.1　国家促进中医发展的政策

2019 年 10 月，习近平总书记在全国中医药大会上指出，"要遵循中医药发展规律，传承精华，守正创新，加快推进中医药现代化、产业化，坚持中西医并重，推动中医药和西医药相互补充、协调发展，推动中医药事业和产业高质量发展，推动中医药走向世界，充分发挥中医药防病治病的独特优势和作用"。中共中央、国务院颁布了《关于促进中医药传承创新发展的意见》。同年，党的二十大报告提出要促进中医药传承创新发展。这充分体现了党中央对中医药事业的高度重视，为中医药发展指明了新的方向，对中医药发展提出了新的要求和更高期望。

9.2　中医药的简要发展史

1. 医药起源（远古至约公元前 2100 年）

原始人在采食过程中发现了一些具有药用价值的植物，氏族公社时期发明了取火方法，衍生熨法和灸法。当时的治疗手段常与巫术有关，黄帝与炎帝（神农）是传说中的中医药始祖。

2. 早期医药卫生活动（公元前 1700—前 1100 年）

根据甲骨文记载，该时期已有许多病症名称，同时开始有除虫、洗澡、洗脸等卫生习惯。传说伊尹精于烹调，是中药汤剂的发明者。

3. 医学理论体系初步形成（公元前 1100—前 220 年）

《周礼》记载了食医、疾医、疡医及兽医等医事制度，并记载有四时流行病和五毒之药。中医用"六气致病说"来解释各种疾病的成因。扁鹊是中国第一位有正式传记记载的医家，创立了中医诊断基础。"阴阳"及"五行学说"约于此时应用在医学上。《黄帝内经》分为《素问》及《灵枢》两册，是当时医疗实践经验的总结，标志着中医理论体系的初步形成。

4. 中医药学全面发展

秦、汉时期（公元前 221—220 年），华佗开创中药麻醉法，提倡体育疗法（导引除病），创立五禽戏。张仲景《伤寒杂病论》确立了"辨证论治原则"。

三国、魏晋及南北朝时期（公元 220—581 年），王叔和的《脉经》是现存最早的中医脉学专著，奠立了脉理与方法的系统化、规范化基础。皇甫谧的《针灸甲乙经》是最早期的完整针灸疗法参考文献，记有大量古代医学文，为后世中医针灸发展建立了规范。葛洪撰有医学著作《玉函方》一百卷（已佚）、《肘后备急方》三卷，内容包括各科医学，其中有世界上最早治疗天花等病的记载。

1578 年，李时珍著《本草纲目》，总结了 16 世纪前的中草药经验与知识。1601 年，杨继洲的《针灸大成》介绍了综合针灸与药物治疗的经验，是明代重要的针灸专著。1617 年，陈实功的《外科正宗》主张对外科疾病患者调理脾胃，并对多项手术及癌肿有精确描述。1622 年，缪希雍著《炮炙大法》，该书对研究中药炮制法及用药注意事项均有重要参考价值。1642 年，吴有性著《温疫论》，创立"戾气"学说，对传染病的诊治有突出贡献。1742 年，吴谦受命修纂医学丛书，所著《医宗金鉴》成为学习中医的重要读本。1746 年，叶天士的《温热论》总结了温热病理论与治疗经验。

纵观中医药的整个发展史，从最开始的中医起源到后来的百花齐放，中医药有了确切的疗效。在发展路程上，后人集前人之长，化简为繁。由于各中医名家对中医的理解不同、侧重点不同，中医形成了不同的流派。

9.3　中医的流派简介

中医的流派简介如表 9-1 所示。

表 9-1　中医的流派简介

派别	简介
伤寒学派	创立于东汉之际。汉代医家张仲景将理论与方药熔于一炉，著《伤寒杂病论》，奠定了中医学辨证论治的基础，专门探讨伤寒杂病的诊疗规律，其书被奉为经典，其被尊为医圣。从晋唐至宋元明清研究者如云，历代不衰，各展所长，形成了时间最长、医家众多、影响最大、学术昌盛的伤寒学派
寒凉学派	又称河间派，金元大家刘完素主攻火热病机，提出"六气皆从火化"之说，创"火热论"，疗疾多用寒凉药物。他不仅对中医病机理论的提高有很大贡献，而且对后世创立温病学说大有启迪。因刘氏家住河间，又称河间学派
攻邪学派	金元大家张从正强调"病由邪生，攻邪已（治愈）病"，主张治疗应以驱邪为主，善用吐、汗、下三法，偏重攻法，反对滥用补法，侧面深化了中医治则理论，丰富了临床经验
补土学派	又称温补派，金元大家李杲认为"人以胃气为本"，独重后天脾胃，创立"脾胃论"，长于温补之法
滋阴学派	金元大家朱丹溪受到刘完素"火热论"的影响，又接受李杲"内伤论"的观点，提出"阳常有余，阴常不足"的新论，治病多用滋阴降火之法
温补学派	明代薛己、张介宾、赵献可、孙一奎、李中梓等诸医家重视命门水火的研究，探讨脏腑病机逐渐侧重虚损病证，形成了善用温补的特点，充实发展了命门学说，使中医理论有所突破
温病学派	明代末年，温疫流行，用伤寒治法无效，以明代吴又可为开创，清代叶天士、吴瑭为中坚，对外感热病的治疗规律进行了大胆探索，提出了温疫病机和温病学说，取得了很大的成就
火神派	也称扶阳派，创派祖师郑钦安。代表著作《医理真传》《医法圆通》。注重阳气、善用附子、强调阴阳，不但善于扶阳，而且善于滋阴清热。郑钦安以善用附子、干姜，起大证、重证，单刀直入，拨乱反正著称，人称"姜附先生"

9.4　中医的主要诊疗方式

望、闻、问、切，是中医四种传统的基本诊察方法，合称"四诊"，相传最早由扁鹊总结发明。扁鹊的《难经》记载："望而知之谓之神，闻而知之谓之圣，问而知之谓之工，切脉而知之谓之巧。"又解释说："望而知之者，望见其五色，以知其病；闻而知之者，闻其五音，以别其病；问而知之者，问其所欲五味，以知其病所起所在也；切脉而知之者，诊其寸口，视其虚实，以知其病，病在何脏腑也。"

望诊是观察病人的形体、面色、舌体、舌苔，根据形色变化确定病位、病性的诊察方法。例如，观察病人的形体，可知其五脏盛衰。

闻诊包括听声音和嗅气味两方面。医生根据病人发出的各种声音，从其高低、缓急、强弱、清浊测知病性。①声音高亢，是正气未虚，属于热证、实证。②语声重浊，乃外感风寒，肺气不宣，肺津不布，气郁津凝，湿阻肺是因为会厌、声带变厚，声音重浊。嗅气味是根据病人身体的气味和病室内的气味进行诊断。①病人说话有口臭，多属消化不良，腐臭多属体内有溃疡。②病室内有尸臭气味，多属腑脏败坏，若有烂苹果气味，则多属消渴病（糖尿病）危重患者。

问诊是询问病人及其家属，了解病人现有证象和病史，为辨证提供依据的一种诊察方法。一问寒热二问汗，三问疼痛四问便，五问呕眩六问悸，七苦八渴俱当辨，九问旧病十问因，病机全从证象验。

切诊是指用手触按病人身体，根据触感了解病情的一种诊察方法。切脉又称诊脉，是医者用手指按病人腕后桡动脉搏动处，体察脉象变化，辨别脏腑功能盛衰、气血津精虚滞的一种方法。由于气血津液都需五脏协同合作才能完成其生化输泄，气血津液的虚滞也就反映了五脏功能的盛衰，这些身体情况最终反映于脉，形成不同的脉象。

9.5 中医的临床思维

1. 脏腑定位

望、闻、问、切四诊旨在收集临床诊断所需的基本信息，医生通过综合信息进行辨证处理，得出最终的诊断。

中医主要的辨证思路是先看整体，再到局部，明晰疾病位于哪个脏腑。由于脏腑之间存在五行相生相克的关系，脏腑定位是一个重要的诊断内容。经络可以协助进行脏腑定位，因为脏腑在身体的解剖结构中都有对应的位置，并且人体是一个整体，所以五脏六腑之间也会有较大的关联性和相互影响。

如图 9-1 所示，肝、胆在脏腑中互为表里，肝胆类的疾病就会有如图 9-1 所示的辨证。同时，由于中医的诊断基础在于判断身体是否失衡，或者失衡的程度，会有同病异症、异病同症的情况。

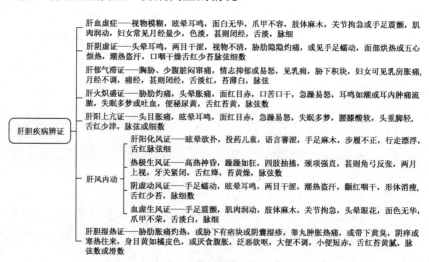

图 9-1　肝胆类疾病辨证举例

如图 9-2 所示，肺经的经络由肺循行到手的大拇指外侧，在经络走行的途径中，肺经相关的穴位能直接作用于肺部，肺经具有止咳平喘、通络止痛的作用，主要用于辅助治疗呼吸道疾病，肺经通畅有助于体内津液的输布。

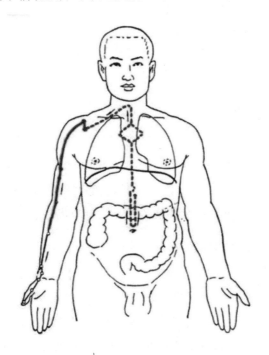

图 9-2　肺阳明大肠经循行路线示意

2．辨证

中医对疾病的判断更多地讲究关联性，除外邪入侵和外伤的病因外，主要以最根本的和最重要的病症为诊断基础，对人体做出一个整体的内科诊断，在过程中要经过细致的辨证。辨证大体上可分为以下几类：八纲辨证（表、里、寒、热、虚、实、阴、阳）、六经辨证、卫气营血、气血津液辨证、经络辨证（基于解剖）、脏腑辨证。例如，被西医诊断为不完全性肠梗阻的患者，在中医中会有以下不同的诊断分类，脏腑位置不同，辨证也会有不同（见表 9-2）。

表 9-2　中医对不完全性肠梗阻的辨证

西医诊断	中医辨病	中医辨证
不完全性肠梗阻	肠结病	肠道湿热证
不完全性肠梗阻	肠结病	气滞证
不完全性肠梗阻	肠结病	湿热内蕴证
不完全性肠梗阻	肠结病	胃肠积热证
不完全性肠梗阻	腹痛病	肠道湿热证
不完全性肠梗阻	腹痛病	气滞血瘀证
不完全性肠梗阻	腹痛病	湿热壅滞证
不完全性肠梗阻	腹痛病	中焦湿热证

对于中医来说，除开先天因素，身体的疾病都是由身体失衡导致的，明确哪些方面失衡是诊断的关键。找到失衡的问题所在，给予干预，使身体恢复平衡，疾病就会恢复，身体就会处于健康的状态。

总体来讲，按照中医的思维，人体可分为脏腑、三焦、经络等结构，结构的功能状态可通过八纲、病因、气血津液、卫气营血、六经等辨证加以区分和确定。查知病因和病机的技术手段即四诊（望、闻、问、切）（见图 9-3）。中医诊断要求辨病、辨症和辨证。病是疾病的病名，也是判断受损的部位；症是患者的症状；证则是功能发生的改变。功能出现改变，身体会出现问题，所以需要把出现问题的结构恢复平衡，使身体恢复健康。

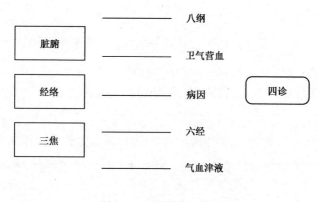

图 9-3　中医四诊与辨证

9.6　目前中医智能诊断的软件系统介绍

目前中医智能诊断的软件基本可分为以下五种。

1. 查询工具类软件

查询工具类软件可以帮助用户整理归纳需要大量记忆的知识，将这些图文知识分类整合，便于查询和学习。如图 9-4 所示，经络腧穴查询软件展示了经络及其穴位的名称、位置和循行路线。

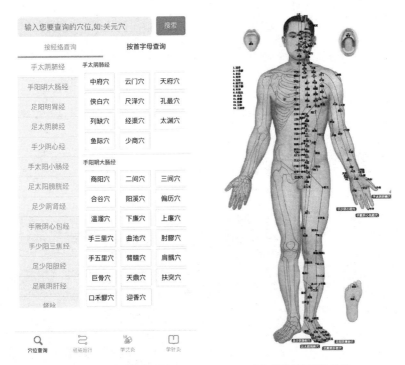

（a）经络及其穴位的名称示例　　　（b）经络循行路线示例

图 9-4　经络腧穴查询软件示例

如图 9-5 所示，方剂辨证软件将疾病按诊断大类进行分类，以便用户查找，根据对应的诊断给予经典的用药处方。由于中药的种类和配伍需要记忆的内容较多，软件可以方便地提供用药参考。

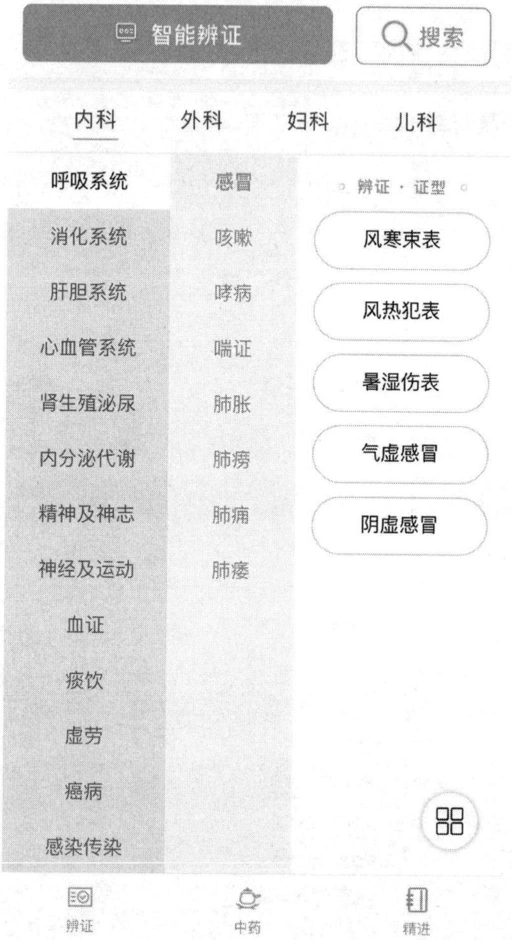

图 9-5　方剂辨证软件示例

图 9-6 所示为人体反射区图谱软件示例。身体的各个部位，如耳部的反射区在中医中类似于经络腧穴，不仅可以用于治疗，也可以用于诊断疾病。该软件通过图片将定位和相关症状相对应，便于用户查询和学习。

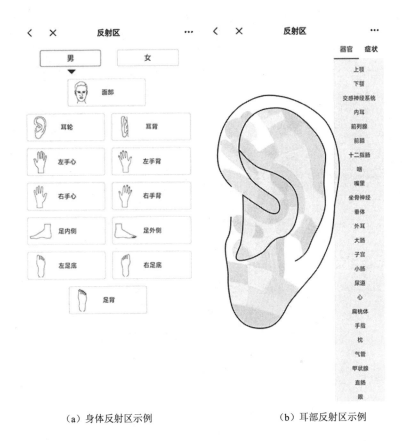

（a）身体反射区示例　　　　　　　（b）耳部反射区示例

图 9-6　人体反射区图谱软件示例

　　如图 9-7 所示，病例查询软件主要功能是对病例进行资料收集和归纳总结。用户可以利用关键词查询功能，通过症状或者部位检索提取并快速查阅名家相关病例。

2．评定类软件

　　这类软件类似心理测评。软件提供有区分度的选项模块供用户选择，通过将选择的模块对应相加获得分类分值，提示用户更倾向哪种病症类型及严重程度，可以关注的重点和医生可以介入治疗的方向，如体质评定软件（见图 9-8）。

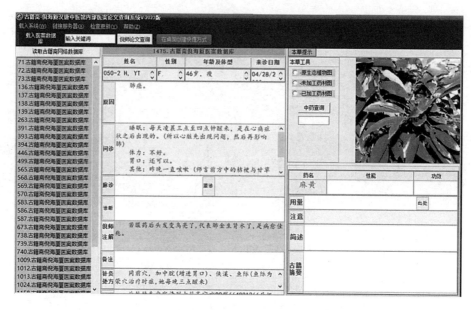

图 9-7　病例查询软件示例

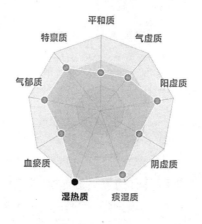

您的中医体质类型为湿热质

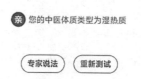

图 9-8　体质评定类软件示例

以"平和质"的体质为例，总体特征：阴阳气血调和，体态适中，面色红润，精力充沛。其形体特征：体形匀称健壮。常见表现：面色、肤色润泽，头发稠密有光泽，目光有神，鼻色明润，嗅觉灵敏，唇色红润，不易疲劳，精力充沛，耐受寒热，睡眠良好，胃纳佳，二便正常，舌色淡红，苔薄白，脉和缓有力。心理特征：性格随和开朗。发病倾向：平素患病较少。对外界环境适应能力：对自然环境和社会环境适应能力较强。

3．计算类软件

计算类软件减少了人为的计算耗时，通过计算机后台直接完成需要进行推算的思考流程。如图 9-9 所示，子午流注计算软件可以通过输入的出生时间信息，计算出子午流注和灵龟八法对应的穴位，减少单纯计算需要的时间。

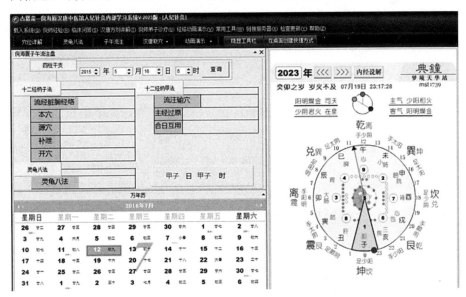

图 9-9　子午流注计算软件示例

4．图像处理类软件

图像处理类软件对舌头的照片进行舌诊分析，分辨舌头的颜色和舌苔的情况，给出气血津液的辅助诊断（见图 9-10）。

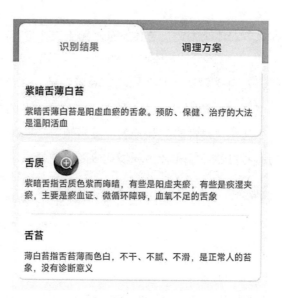

图 9-10　图像处理类软件示例

5．中医 GPT 类软件

"中医 ChatGPT"是中国中医科学院中医药信息研究所中医药大健康智能研发中心在十多年中医药算法、医案挖掘分析、名医经验传承及中医药词网研究基础上，综合深度强化学习、朴素贝叶斯、知识图谱、规则引擎等技术研发的中医智能辅助诊疗模型。主体功能是对关键词进行分类整理，用户输入症状信息后能获得对应的诊断结果。

"中医 ChatGPT"通过智能问诊、智能诊断、智能处方，可以完成基本的医生诊疗流程，通过四诊报告规范问诊内容和顺序，同时通过辨症得出参考的中医诊断，提供针对疾病较经典的用药处方，并在处方中提供药物相关的信息提示。该软件可以较好地辅助医生完成从诊断到开药的过程，极大地减少了医生可能出现的信息遗漏和主观判断失误的情况。

9.7　中医人工智能发展方向讨论

第一，中医人工智能的发展依赖的是能够很好地替代医生诊疗能力的技术条件。以"四诊"为基础，图像采集及分析技术的辨识能力、评价标准的确定、细节处理能力，以及综合判断能力对望诊的准确度和客观性起到了关键的作用，相关技术的开发及完善将对中医智能发展有较大的影响。以此类推，声音处理系统（用于闻诊）、气味分析工具（用于闻诊）的运用及评价标准的建立、触觉反馈技术的提升（用于切诊）能够提高诊断精确性，同时减少人工诊断过程中人为因素引起的误差。这些技术条件是中医人工智能能够有较大发展的关键因素之一。

第二，考虑到中医诊断本身的复杂性和思维的开放性，将"四诊"信息更加全面和综合地进行智能筛选和分析，同时科学地整合经典病例和前人的诊疗经验，给出最优的治疗方案，具有更严谨的逻辑性，是中医人工智能诊疗系统需要突破的关键技术瓶颈之一。

第三，通过临床介入来提高对中医人工智能的正向反馈也是中医人工智能发展中极其重要的一点。组织专业的医疗团队参与临床工作，协助医生完成诊疗工作的信息收集，实现对医疗人工智能的正向反馈，提供给人工智能更真实全面的学习条件和环境，逐渐完善人工智能的数据处理能力，提高人工智能的准确性和可靠性，是中医人工智能能够真正应用于临床的关键。

第四，提高民众的自我健康意识，增加民众对人工智能诊断系统的了解，并通过智能信息采集设备对身体的情况信息进行记录，确保个人健康信息的客观性和实时性。这些技术的应用有利于中医人工智能的不断完善和深入应用。例如，利用智能信息采集设备记录睡眠、饮食、地域环境条件等多方面数据，在"四诊"的数据中引入时间信息，能够在很大程度上弥补即时数据记录的片面性和单一性缺点，更科学地建立起一个符合人体生物规律和时间规律的人工智能算法模式。

第五，中医有各流派通用的"四诊"技术，对"四诊"结果的解读，对诊断的确立和解释取决于各流派的理论基础和认知。疗效是各流派的生命力，也是中医人工智能的生命力。因此，对各流派名老中医临床经验的总结是中医人工智能的数据基础。

 小结

中医以其独特的理论体系和确切的疗效生机勃勃地发展并延续了数千年，成为患者主要的就医方式之一。中医人工智能使用现代技术手段改善患者就医体验并保证了良好的疗效。拥有千年历史的中医和新生中医人工智能都在发展当中，促进它们的发展是功在当代、利在千秋、为患者造福的长远事业。

参考文献

[1]   严世芸. 中医学术发展史 [M]. 北京：科学出版社，2021.

[2]   李灿东. 中医诊断学 [M]. 11 版. 北京：中国中医药出版社，2021.

后　　记

随着技术的发展，人工智能越来越深入我们的生活。临床医疗是人工智能的一个重要应用场景。

医疗人工智能是一个交叉学科领域，需要基础医学、临床医学、软件编程、数据库技术、算法设计等多个专业领域的交叉。本书作者来自基础医学研究、临床诊疗和计算机应用等多个领域，都积极地投身于医疗人工智能的研究和转化工作。本书是他们的一次自我总结和反思，期待与读者的互动和交流，从而发现工作中的方向性和技术性错误并及时加以纠正。

本书在写作过程中得到了医疗同行、软件科学家和医疗信息化专家的大力帮助与指导，在此一并表示衷心的感谢！

由于本书涉及多个专业领域，在内容上难免有所谬误和遗漏，恳请各位读者不吝赐教！

朱一帆

2023 年 9 月 13 日